AF635456

Gabriele Kiesling

SCHMERZFREI DURCH CUPPING

Bibliografische Information der Deutschen Nationalbibliothek
Die Deutsche Nationalbibliothek verzeichnet diese Publikation in der Deutschen Nationalbibliografie. Detaillierte bibliografische Daten sind im Internet über https://dnb.de abrufbar.

Für Fragen und Anregungen
info@m-vg.de

Wichtiger Hinweis
Dieses Buch ist für Lernzwecke gedacht. Es stellt keinen Ersatz für eine individuelle medizinische Beratung dar und sollte auch nicht als solcher benutzt werden. Wenn Sie medizinischen Rat einholen wollen, konsultieren Sie bitte einen qualifizierten Arzt. Der Verlag und die Autorin haften für keine nachteiligen Auswirkungen, die in einem direkten oder indirekten Zusammenhang mit den Informationen stehen, die in diesem Buch enthalten sind.

Ausschließlich zum Zweck der besseren Lesbarkeit wurde auf eine genderspezifische Schreibweise sowie eine Mehrfachbezeichnung verzichtet. Alle personenbezogenen Bezeichnungen sind somit geschlechtsneutral zu verstehen.

Originalausgabe
6. Auflage 2026

Türkenstraße 89
80799 München
Tel.: 089 651285-0

Redaktion: Simone Fischer
Umschlaggestaltung: Sonja Vallant
Umschlagabbildungen: Nils Schwarz
Fotos: alle Fotos von Nils Schwarz, außer S. 18 Robert Schleip/somatics, S. 175 Roswitha Kaster
Illustrationen: Gabriele Kiesling
Satz: Daniel Förster, Belgern
Druck: Balto Print UAB, Litauen
Printed in the EU

ISBN Print 978-3-7423-1213-6
ISBN E-Book (PDF) 978-3-7453-0882-2

Gabriele Kiesling

SCHMERZFREI DURCH CUPPING

Durch modernes Schröpfen
die Faszien lösen – mit über 90 Übungen

riva

INHALT

Vorwort 6

1 **Fachwissen ist der erste Schritt zur Besserung** 9

Woher kommen die Schmerzen? 10

Cupping und Physiotherapie –
ideale Partner für Ihre Gesundheit 11

2 **Cupping-Physiotherapie – was ist das?** 21

Cupping hilft effektiv bei verfilzten Faszien 22

A Cupping a day keeps the doctor away 23

3 **Zum Experten für den eigenen Körper werden** 29

Werden Sie selbst aktiv 30

Faszientraining, Pilates, Yoga & Co. Eine gute Ergänzung? 31

Selbsttests – oder: Stellen Sie sich mit mir gemeinsam
auf den Prüfstand 32

Was fehlt mir? Und was hilft? 38

Welcher Gewebetyp bin ich? 39

Die besten Cupping-Techniken 44

4 Cupping-Behandlung von Kopf bis Fuß 53

Kiefer, Kopf, Nacken und Halswirbelsäule 54

Schulter, Arme, Ellenbogen und Hände 86

Brustwirbelsäule und Brustkorb 110

Lendenwirbelsäule und Becken 120

Hüfte, Knie und Füße 130

Lassen Sie sich helfen: Behandlung durch einen Partner 152

Übungsverzeichnis 168

Verzeichnis der Symptome und Diagnosen 170

Quellen 173

Literaturverzeichnis 173

Dank 174

Über die Autorin 175

VORWORT

Schmerzfrei und beweglich werden durch eine neue, moderne Form des Schröpfens? Das und vieles mehr können Sie mit diesem Buch erreichen und dabei auch spannende Fachinhalte für Ihre Körpergesundheit erfahren.

Cupping ist viel mehr als nur Schröpfen. Meine Idee, zwei effektive Therapiemethoden zu der neuartigen Cupping-Physiotherapie zu verbinden, hat meine Faszien-Physiotherapie entscheidend revolutioniert. Endlich können Veränderungen in den Faszien selbsttätig mit einer Vielzahl gezielter Techniken behandelt werden – dazu gehören Unterdruck, Schub oder punktgenauer Druck.

Die kurze, aber überzeugende Erfolgsgeschichte meines neuen Therapieansatzes aus Cupping und Faszien-Physiotherapie liegt einerseits im Erfahrungsschatz der schulmedizinisch ausgerichteten Physiotherapie und andererseits im neuesten Wissen der internationalen Faszien-Forschung begründet. Auf beiden Feldern sind in der Vergangenheit signifikante Erfolge erzielt worden.[1] Und nun kann das Beste aus beiden Welten mit meinen empirischen Anwendungserfahrungen kombiniert werden. Ich selbst habe bis zur Veröffentlichung dieses Buchs bereits zahlreiche Erfolge damit erreichen können. Gerade die Kombination meines jahrzehntelang bewährten Physiotherapie-Übungskonzepts und der von mir begründeten Faszien-Physiotherapie kann Ihnen ab jetzt einen wirksamen Weg zur erfolgreichen Selbstbehandlung Ihres Körpers weisen, und das bei zahlreichen Beschwerdebildern. Auch Experten wie Dr. Robert Schleip, Direktor der Fascia Research Group der Universität Ulm, sind davon überzeugt. Dr. Schleip bezeichnete die Kombinationsbehandlung mit den neuartigen Silikon-Cups einmal als in seinen Augen »eine der interessantesten und vielversprechendsten myofaszialen Behandlungsmethoden«, die er kennt.

»WOHLWEH HILFT HEILEN«

Faszien verdienen unsere volle Aufmerksamkeit. Eine zentrale Erkenntnis dieses Ansatzes ist das Wohlweh. Faszien sollten sorgsam und mit Respekt behandelt werden. Sie sind Zweigstellen unseres Gehirns. Dieses Wissen hat schon der Heilkundige Andrew Still postuliert, auf den diese bahnbrechende Erkenntnis zurückgeht. Er war einer der Pioniere, die die Osteopathie bereits im Jahr 1899 mitbegründeten, und seine Aussage hat bis heute Gültigkeit.

Allerdings erachte ich nicht alle Empfehlungen der Faszientherapie für sinnvoll. In den letzten Jahren kamen äußerst schmerzhafte Faszien-Rolltherapien und extrem starke manuelle Behandlungsformen auf. Meiner Auffassung nach sind diese nicht besonders hilfreich. Schmerzen bedeuten stets Stress für die Faszien. Und Stress ist der Hauptverursacher faszialer Veränderungen. Daher ist der Schmerz unbedingt zu vermeiden.

Meine Devise lautet: »Wohlweh hilft heilen.« Das heißt, der Schmerz muss zwar zu spüren sein, aber nur so stark wie nötig. Denn exakt die Empfindung »Wohlweh« macht Ihnen bei der Selbsthandlung deutlich: Hier ist genau die richtige Stelle, das Epizentrum meiner Beschwerden. Ist dieser Wohlwehbereich gefunden, kann Heilung einsetzen. Auf einer Schmerzskala von 1 (fast nicht schmerzhaft) bis 10 (sehr schlimm) liegt der Wohlwehschmerz bei maximal 3. Diese zentrale Empfindung reguliert die faszialen Strukturen, erweitert Ihre Bewegungsmöglichkeiten und baut Fehlregulationen, wie falsche Bewegungsmuster, schnellstmöglich wieder ab. Das macht Ihren Körper spürbar leicht und geschmeidig. Das ist Ihr Ziel der Cupping-Physiotherapie!

FASZIEN SIND KLÜGER, ALS SIE DENKEN

Faszien sind schlau. Mit über 100 Millionen Sensoren spüren sie alles sehr gut auf, was auf unseren Körper einwirkt. Faszien sind wie unser sechster Sinn, ausgestattet mit Schmerzempfindlichkeit, Bewegungssteuerungsrezeptoren und Tiefensensibilität. Diese sind wichtig für eine angemessene körperliche Reaktion auf Störungen. Cupping plus Physiotherapie ist die moderne, zweckmäßige Methode der Faszien-Selbstbehandlung. Ich möchte Ihnen zeigen, wie das Verfahren genau funktioniert, damit auch Sie es nutzen und davon nachhaltig profitieren können.

Mit diesem Buch halten Sie somit eine neuartige, ausgewählte, erprobte, zeitgemäße und zielführende Selbstbehandlungsmethode in Händen, frei von modischen Trends, basierend auf qualifiziertem, physiotherapeutischem Fachwissen und moderner Faszienwissenschaft. Sie haben damit sowohl eine theoretische als auch eine praktische Hilfestellung zur Selbstbehandlung zur Hand. Doch bei allem, was Sie tun werden, bleiben Sie immer selbstkritisch, denn selbstverständlich ersetzt dieses Buch in Zweifelsfällen nicht einen Arztbesuch oder eine gezielte, individuelle Physiotherapie.

Viel Erfolg auf Ihrem ganz persönlichen Weg zu Heilung und Gesundheit!

Gabriele Kiesling

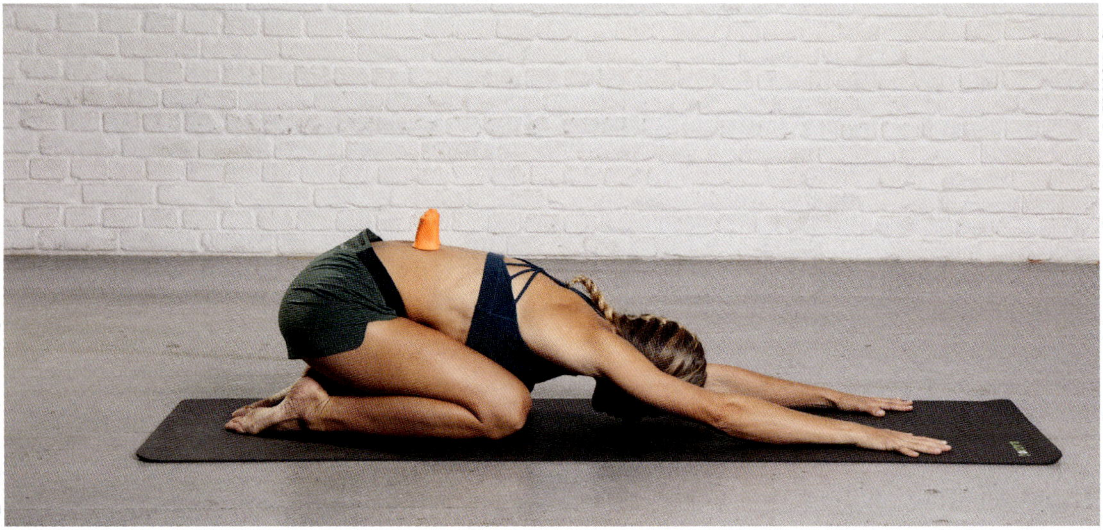

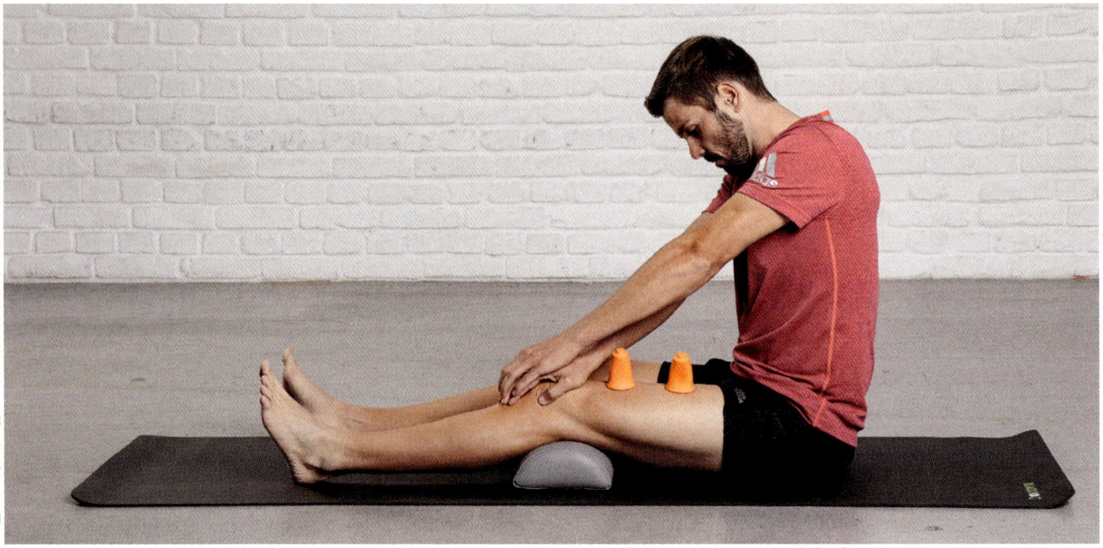

1

FACHWISSEN IST DER ERSTE SCHRITT ZUR BESSERUNG

Die gute Nachricht ist: Verfilzte Faszien sind ein Leben lang regenerierbar. Das ist eine wesentliche und wundervolle Grundlage für Ihren Heilungserfolg. Im Gegensatz zu vielen anderen körperlichen Beschwerden, wie zum Beispiel Arthrose, haben Sie so die Möglichkeit, an der Gesundung Ihres Fasziensystems selbst aktiv mitzuwirken. Um das zu erreichen, sollten Sie sich zuvor einiges verdeutlichen.

WOHER KOMMEN DIE SCHMERZEN?

Zunächst möchte ich Ihnen die wesentlichen Grundlagen vermitteln, die für Ihre Selbsteinschätzung der Beschwerden notwendig sind. Faszienschmerzen sind im Gegensatz zu Muskelschmerzen eher emotional spürbar. Doch was bedeutet das und wie erkennen Sie den Unterschied? Ein Schmerz in den Faszien wird oft als gemein, fies oder sogar hinterhältig beschrieben, also zusätzlich mit dem Ausdruck eines Gefühls belegt. Muskelschmerzen hingegen bekommen in aller Regel eher die Adjektive »dumpf«, »tief« oder »bohrend«.[2] Schon diese Attribute zeigen, dass Faszienstörungen mit unseren Emotionen verbunden sind, dass sie uns sehr nahegehen. Ein Muskelschmerz wird gemeinhin auf anderer Ebene eingeordnet und eher sachlich erklärt. Er scheint uns ferner zu bleiben.

DAS BEISPIEL MIT DER WURST

Stellen Sie sich eine Wurst vor, zum Beispiel eine Bratwurst. Faszien umhüllen die Muskeln wie die Wurstpelle den Wurstbrei. Nach meinen praktischen Erkenntnissen – und die Wissenschaft bestätigt das – entsteht der Schmerz, beispielsweise nach dem Sport, meist in der Wurstpelle und nicht im Wurstbrei. Muskeln haben kaum Schmerzempfänger. In den Faszien hingegen befinden sich, wie Sie bereits erfahren haben, mehr als 100 Millionen solcher Schmerzrezeptoren. Das Problem liegt also in der Pelle und wird als »Faszienkater« wahrgenommen. Einen Muskelkater, von dem bisher allgemein gesprochen wird, gibt es in diesem Sinne nicht.

SCHMERZEN GEZIELT LINDERN

Mit Schmerzen zu trainieren oder gar gegen die Schmerzen anzutrainieren, ist nicht ratsam, denn grundsätzlich gilt: Schmerzen sind in der Übungstherapie immer kontraproduktiv. Zuerst ist es daher wichtig, die Ursache in den Griff zu bekommen. Die Cupping-Physiotherapie, basierend auf meinem Fachwissen der Neuroorthopädie, hilft im ersten Schritt, schmerzfrei zu werden. Darüber hinaus sind Sie aber auch selbst gefragt und haben durch die Selbsttests (siehe ab Seite 32) die Chance, Ihren speziellen Problempunkt zu entlarven. Durch das Gesamtpaket von gezielten Schmerzentlastungslagerungen, Selbstzugübungen und Mobilisationen (siehe ab Seite 54), unterstützt durch den Einsatz von Cups, können Sie bald eine deutliche Schmerzreduktion erfahren. Erst ab diesem Moment erweitern Sie Ihr Übungskonzept schrittweise bis hin zum Krafttraining.

CUPPING UND PHYSIOTHERAPIE – IDEALE PARTNER FÜR IHRE GESUNDHEIT

Mit Cupping und Physiotherapie vereinen sich zwei bewährte Methoden zu einer umfassenden, neuartigen Symbiosetherapie. Ursprünglich war Cupping nur das, was man Schröpfen nannte, da es die englische Bezeichnung dafür ist. Früher wurde das Schröpfen als nicht wissenschaftliche Methode zur Umstimmungsbehandlung eingesetzt. Nur mit Unterdruck – und teilweise blutig – wurde das Körpergewebe mithilfe von Gläsern oder Kunststoffbehältern – beide waren mit harten Rändern versehen – angesaugt. Die Markierungen blieben oft mit starken Verfärbungen wochenlang auf der Haut. Heutzutage ist es den Entwicklern der modernen Cups gelungen, eine gut anwendbare, nahezu ideale Cupping-Physiotherapie zu ermöglichen. Der flexible Rand und die Spitze der Cups sind entscheidend, um schonend, aber effektiv damit zu behandeln. Die Möglichkeiten, mit Unterdruck, Druck, Zug und Rotation zu arbeiten, stellen ebenfalls Meilensteine in der Faszienbehandlung und Faszienselbstbehandlung dar. Physiotherapie kombiniert mit Cupping bietet damit die Chance, die ganze, große Klaviatur zu spielen: von der Wirbelsäulen- und Gelenkoptimierung über die Lösung myofaszialer Veränderungen und der Schmerzreduktion bis hin zu Bewegungserweiterung.

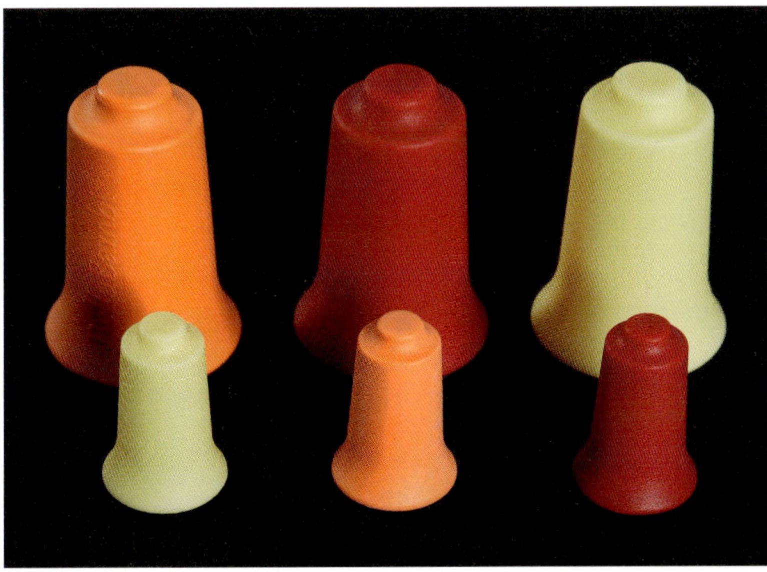

Cups sind aus Biosilikon gefertigte Hohlgefäße, versehen mit einem spezifischen, der Dreidimensionalität des Fasziengewebes entsprechenden, anschmiegsamen Rand.

WIE FUNKTIONIEREN DIE CUPS?

Die Cupping-Physiotherapie ermöglicht eine Ganzkörperbehandlung. Sie wirkt von außen angewendet auf Ihren gesamten Körper und ebenso auf das Körperinnere. Stellen Sie sich die äußere Faszienumhüllung Ihres Körpers wie einen Taucheranzug vor. An diesem können zahlreiche Einengungen, Verklebungen oder Verfilzungen vorhanden sein, was nachteilige Konsequenzen für Ihr Körperinneres hat. Die Folge äußerer faszialer Veränderungen können Bewegungseinschränkungen, Organbelastungen oder myofasziale Dysfunktionen, also Schmerzen oder funktionelle Störungen im Bewegungsapparat, bei denen der auslösende Faktor in der muskelumhüllenden Struktur liegt, sein. Mit den Cups machen Sie Ihren Faszien-Taucheranzug wieder zu einer geschmeidigen Hülle, die Ihnen die Bewegungsfreiheit verschafft, die Sie brauchen. Die gezielten physiotherapeutisch bewährten Übungen, die auf dieses Ziel ausgerichtet sind, bringen Sie wieder ins Lot. Auch Ihren körperinneren Faszien wird dann mehr Elastizität und Leichtigkeit zuteil. Dadurch erlangen Sie wieder eine wohltuende Beweglichkeit und schlussendlich mehr Schmerzfreiheit.

REGELMÄSSIGES CUPPING IST WICHTIG

Um die Erfolge der Cupping-Physiotherapie wirklich zu spüren, brauchen Sie eigentlich nicht mehr als etwas Geduld und Beharrlichkeit. Sie wissen ja: Faszien sind ein Leben lang regenerationsfähig. Und Sie selbst können daran effektiv mitarbeiten. Mit dem richtigen individuellen Konzept beschleunigen Sie die Regeneration nachhaltig. Durch regelmäßiges Cupping, am besten fünfmal pro Woche, werden Sie Ihren Faszien neue Spannkraft verschaffen. Sie werden diesen Effekt schon nach etwa fünf Monaten Selbstbehandlung beim Griff in das Fasziengewebe am Arm oder Rücken deutlich ausmachen können. Nach sieben Monaten wird sich Ihre gesamte Faszienstruktur im Körper nachvollziehbar verjüngt und erneuert haben. Das belegen wissenschaftliche Studien und meine Erfahrung in der Anwendung bei Patienten eindeutig.

Bauen Sie sich eine Faszienrolle. Dazu stecken Sie die Hohlräume der großen Cups fest zusammen.

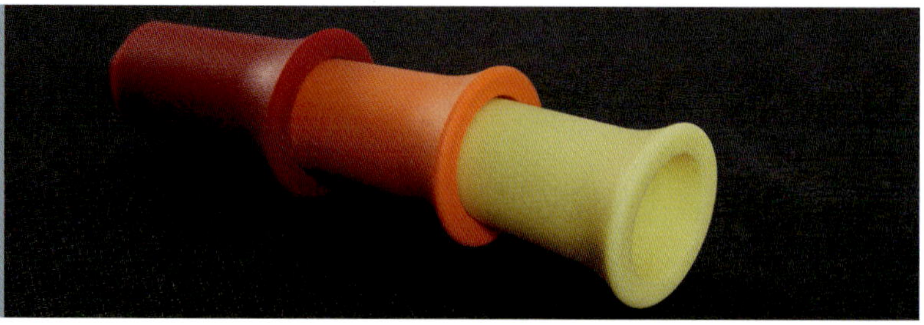

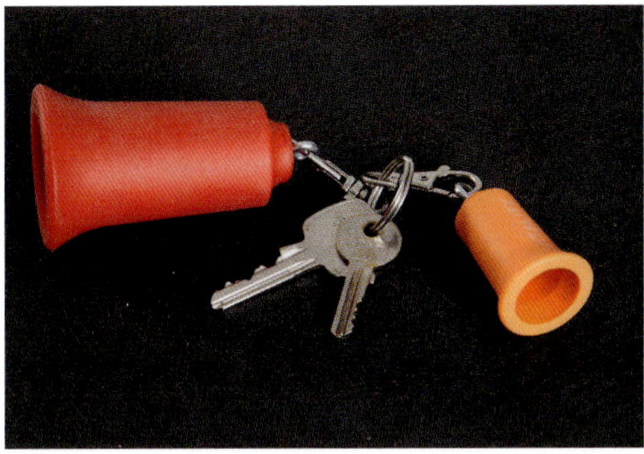

Cupping to go: Nehmen Sie Ihre Lieblingscups doch einfach mit. Immer wieder entstehen im Alltag Wartesituationen, die Sie für eine Selbstbehandlung nutzen können. Mittels eines Karabinerhakens befestigen Sie einen oder zwei Cups an Ihrem Schüsselbund. Dafür wird der Cup am oberen Rand vorsichtig durchbohrt. Befestigen Sie ihn mit einer kleinen Unterlegscheibe von innen, das sorgt dafür, dass keine Luft entweicht. Im Nu ist Ihr Cup für Sie bereit.

DIE TRIGGERPUNKTE DES KÖRPERS

Myofasziale Triggerpunkte wurden schon vor etwa sechs Jahrzehnten von der Wissenschaft entdeckt und beschrieben. Die US-amerikanischen Autoren Dr. Janet Travell und Dr. David Simons entwickelten in den 1950er-Jahren ganz konkret und detailliert ihre Methode zur Lokalisation und Therapie dieser Bereiche. Damals lösten sie allerdings Triggerpunkte durch starken Fingerdruck oder eine Injektion und stellten anschließend eine spontane Schmerzverbesserung fest.[3] Ich habe dieses Fachwissen genutzt und die Methode physiotherapeutisch weiterentwickelt.

Viele Triggerpunkte Ihres Körpers sind durch eine punktuelle Schmerzempfindlichkeit mit Ausstrahlungen in angrenzende Bereiche gekennzeichnet. Mit den Cupping-Techniken können Sie die myofaszialen Triggerpunkte selbst lösen. Wie das genau geht, werden Sie im Anwendungsteil dieses Buch erkennen und erlernen (siehe ab Seite 44). Faszienbänder sind eher strichförmig verlaufende Schmerzbereiche. Meist können sie durch das Aufzeigen des genauen Schmerzverlaufs mit den eigenen Fingern angezeigt werden. »Hier ganz genau zieht es mir fies entlang«, lautet der sehr treffende Kommentar eines meiner Patienten dazu.

Stephen Typaldos entwickelte bereits vor 20 Jahren so das Faszien-Distorsionsmodell (FDM)[4] und nannte die linearen Schmerzlinien, die er empirisch erkannte, pauschal Triggerbänder. Ich bezeichne diese heute als Faszienbänder, weil ich das als treffender empfinde. Diese Bänder verlaufen anatomisch beschrieben etwas anders als von Typaldos beschrieben und sind eng mit den Fasziensepten, also den Trennwänden der Faszien, verbunden. Ganz individuell und aufgrund von Bewegungsstereotypen und -gewohnheiten verfilzen sich die Faszienbänder. Die Cupping-Physiotherapie vermag sie mit verschiedenen darauf gezielt ausgerichteten Techniken wieder zu lösen.

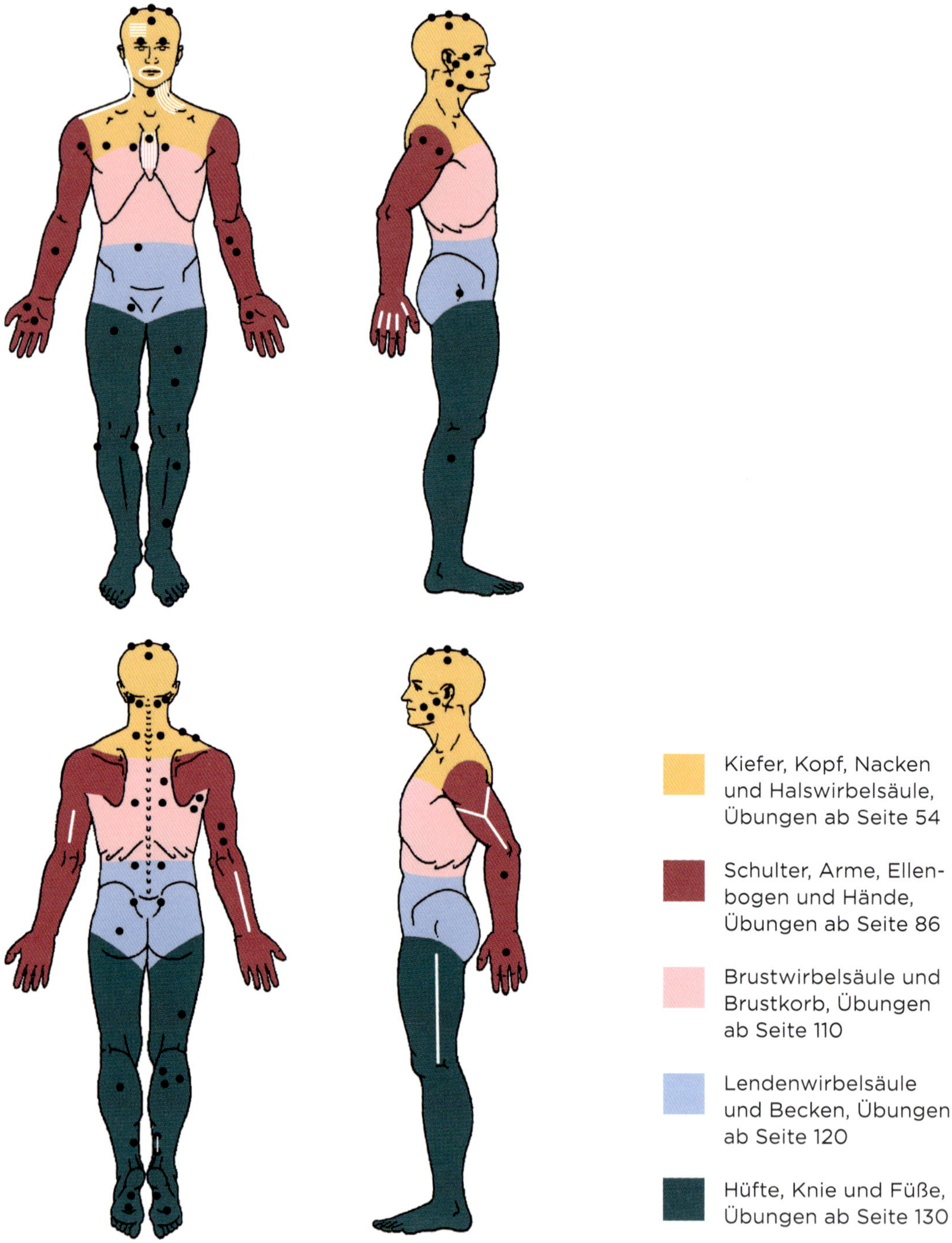

Gesamtschau aller Triggerpunkte und Faszienbänder

»Die Form folgt immer der Funktion (FFF)«, sagt ein Lehrsatz, den die Architekten kennen. Das gilt auch für die Faszien-Architektur. So wird ein langjähriger passionierter Reiter eher im Innenschenkel (Adduktorenbereich) die typischen verfilzten Faszienbänder aufweisen als ein Stubenhocker. Und ein Nerd, der viel Zeit am Schreibtisch und am Computer verbringt, hat ein stärkeres Faszienband am Unterarm als eine Hausfrau, die ihren Tag für die Führung ihres Haushalts aufwendet und körperlich verschiedenste Tätigkeiten ausführt.

MYOFASZIALE FEHLBALANCEN INS GLEICHGEWICHT BRINGEN

Bitte vergegenwärtigen Sie sich mithilfe der Abbildungen auf Seite 16, dass es in unserem Körper zwei unterschiedliche Arten von Muskeln gibt: Haltemuskeln (dunkelblau) und Bewegungsmuskeln (hellblau). Die Haltemuskeln bewirken die Körperaufrichtung, sind sehr kräftig und neigen bei Überanstrengung zu Verkürzungen. Eine Folge dieser Verkürzung kann eine Kraftlosigkeit in den Bewegungsmuskeln sein. Daher sollten Sie immer darauf achten, dass Ihre Haltemuskeln ihre Solllänge (siehe Selbsttests ab Seite 32) behalten und die Bewegungsmuskeln kräftig bleiben. So werden Sie Ihre Wirbelsäule, Ihre Gelenke und die Bewegungssteuerung Ihres Körpers nachhaltig entlasten.

GEHIRN, FASZIE UND MUSKEL IM DREIKLANG

Eine geschmeidige Faszienstruktur kann sich selbst um 65 Prozent erweitern, eine verfilzte schafft bestenfalls noch die Hälfte davon. Eine fasziale Verfilzung bedeutet massive Einschränkungen für den gesamten Bewegungsapparat. Die Faszien senden entsprechende negative Botschaften ans Gehirn, das Gehirn wiederum erkennt und bewertet diese Informationen. Im Zweifelsfall und zur Vorsicht vor weiteren Verschlechterungen wird die Beweglichkeit noch weiter minimiert.

Um jedoch eine optimale fasziale Beweglichkeit zu erreichen, wird zunächst mechanisch die Verbackung der Faszien mit Cupping gelöst und verbessert. Dadurch verändert sich auch die Muskelarbeit positiv. Das Gehirn reagiert daraufhin mit Gelassenheit und erlaubt eine weitere Lösung der faszialen Strukturen. So kann sich die Bewegung wieder normalisieren. Um Gehirn, Faszie und Muskel im Dreiklang zu halten, stehen verschiedene Möglichkeiten zur Auswahl:

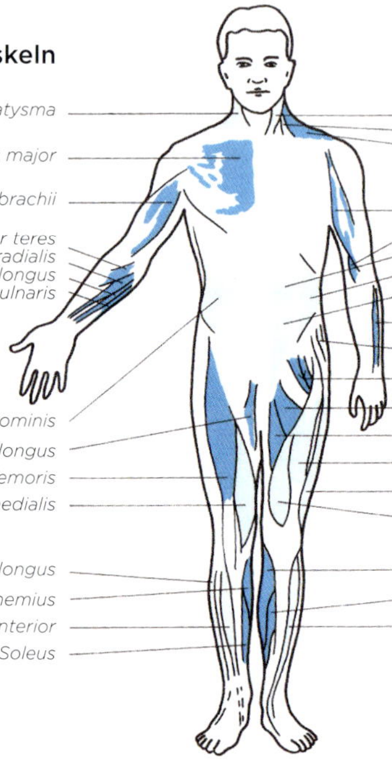

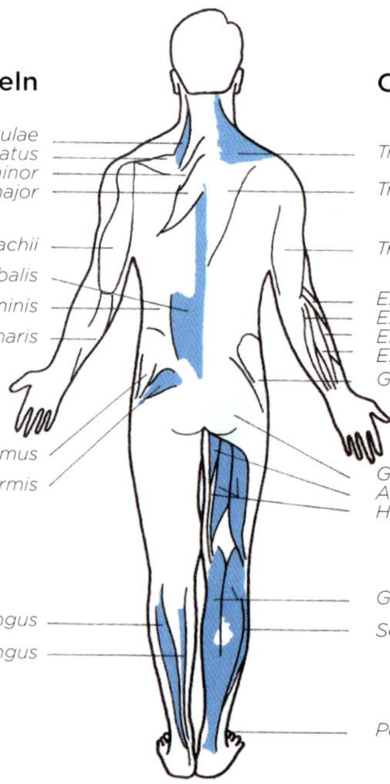

Die Abbildungen zeigen tonische (dunkelblau) und phasische (hellblau) myofasziale Strukturen. In der Regel neigen die tonischen Muskeln zur Verkürzung und sollten zunächst auf ihre Solllänge gedehnt werden, bevor die Kräftigung der phasischen Muskeln erfolgt.

- **Bewegungserweiternde, schmerzfreie Übungen** aus der Cupping-Physiotherapie zur Lösung der myofaszialen Strukturen. Diese Übungen müssen sehr exakt ausgeführt werden, helfen dann aber besonders effizient.
- **Federnde dreidimensionale Übungen,** idealerweise ausgeführt auf flexiblen Unterlagen.
- **Neurokognitives Training,** das heißt, es sollte mit Begeisterung und variantenreich geübt werden, statt stumpfsinnig immer wieder dieselben Trainingseinheiten auszuführen. Das Ergebnis: Solche Trainingseinheiten werden durch die Ausschüttung von Dopamin gestützt und sind fürs Gehirn, Ihre Zuversicht und Ihre gute Laune ideal und wirken damit effektiver. Mit Freude und Neugier das Neue ausprobieren, das ist in diesem Fall die Aufforderung an Sie. Also raus aus den alten Bewegungsmustern und hin zu neuen, verheißungsvollen Ufern, die Freude machen und die Sie nicht mehr missen wollen.

WAS IST NEU, WAS IST WIRKLICH WICHTIG, WER IST GLAUBWÜRDIG?

In den vergangenen zehn Jahren hat sich das Wissen über Faszien erstaunlich erweitert und ist immer fundierter geworden. Spätestens seit dem ersten internationalen Faszien-Forschungskongress in Boston 2007 sind Faszien ins Blickfeld des Interesses der Medizin, der Medien und des Gesundheitswesens gerückt. Die deutsche Fascia Research Group der Universität Ulm unter der Federführung von Dr. Robert Schleip hat die bahnbrechenden neuen Erkenntnisse in die Forschung aufgenommen und beschrieben. Einen wesentlichen Fortschritt für das Verständnis über Faszienanatomie und -physiologie erzielten auch Frau Prof. Carla Stecco aus Padua, Herr Dr. Jean-Claude Guimberteau aus Frankreich und Frau Prof. Helene Langevin aus den USA.[5]

Ebenso ist die moderne bildgebende und hochauflösende Ultraschalldiagnostik als sehr hilfreich zur Erkennung der Faszienfunktion und -bewegung hinzugekommen. Nicht zu vergessen bei allem Wissenschaftsfortschritt sind ebenfalls die bewährten Techniken der Bindegewebsmassage, des Rolfings und der Triggerpunktlehre. All das sowie meine eigenen empirischen Erprobungen und praktischen Erfahrungen mit myofaszialer Behandlung seit über 40 Jahren führten schlussendlich zur Cupping-Physiotherapie. Zu guter Letzt ist das Wissen um die Wirksamkeit der unterschiedlichen und äußerst vielfältigen Behandlungsmöglichkeiten mit den Cups, wie Unterdruck und Druck im Fasziengewebe, für mich überzeugend und stimmig geworden.

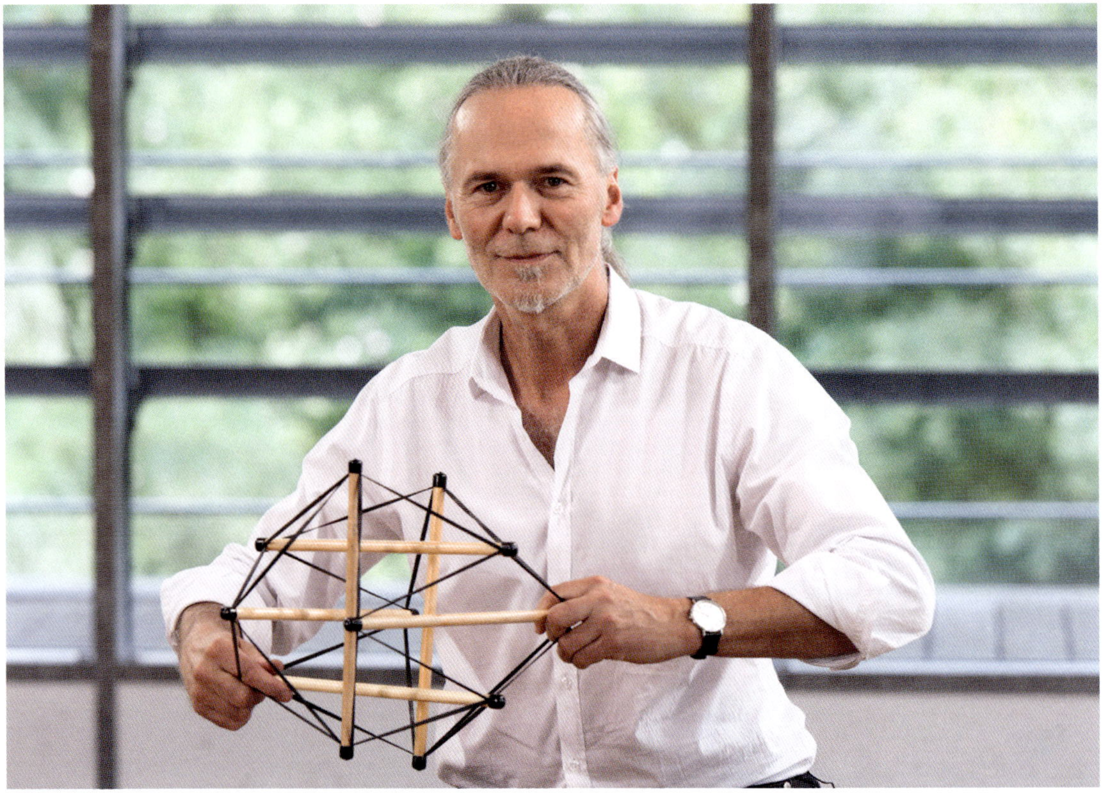

Dr. Robert Schleip demonstriert am Tensegrity-Modell die Spannungen und das Zusammenwirken des Fasziengewebes.

Ab 2017 war ein regelrechter »Faszienhype« im Gange. Plötzlich redeten alle über Faszien – die, die etwas davon verstanden, aber leider auch viele andere. Schnell sprang die Industrie mit teilweise unsäglichen und überflüssigen Gerätschaften auf diesen Trend auf. Ganz flott waren auch allerorts neuen Faszienpäpste am Start. Alles, was nur irgendwie zu diesem Thema vermarktbar war, kam in den Handel. Die Krönung war für mich die »Faszienkopfwäsche«, die ich bei einem Friseur angeboten bekam. Trotz dieser vielen Übertreibungen stimmt nach wie vor der Satz »Wer heilt, hat recht«. In einer Entwicklung sind immer viele Überlegungen nötig, auch die, die sich am Ende nicht als zielführend erweisen. Missgriffe kommen vor und haben auch ihre gewisse Berechtigung, vorausgesetzt, sie führen am Ende zur nächsten, besseren Entwicklungsstufe. Oder wie der Biologe Jakob von Uexküll bereits vor 100 Jahren sagte: »Die Wahrheit von heute ist der Irrtum von morgen!«

EXPERTENTIPP

Faszienfachwissen schnell verstehen

Ihr Ziel ist jetzt klar formuliert: Am Ende soll aus Ihrer verfilzten Fazienstruktur eine gesunde, elastische und gelöste geworden sein. Um dahin zu kommen, sollten Sie vorab noch etwas Theoretisches über das Wesen der Faszien lesen.

- Faszien sind unser wichtigstes Sinnesorgan, der sogenannte sechste Sinn. Bereits über 100 Millionen Fasziensensoren sind entdeckt und wissenschaftlich erkannt worden.[6]
- Faszien haben eine sehr spezielle Architektur aus kollagenen und elastischen Anteilen.
- Das durchschnittliche Gewicht der Faszien beträgt bezogen auf einen 60 Kilogramm schweren Menschen 20 Kilogramm. Sie machen also circa ein Drittel unseres Körpergewichts aus.
- Faszien umhüllen uns ganz und gar, wie ein Taucheranzug. Äußerlich und innerlich durchziehen sie auch die Organe und das Gehirn, Knochen, Muskeln und viele weitere Bereiche.
- Faszien mögen keinen Stress.
- Sie lieben basenüberschüssige Ernährung.
- Faszien können sich binnen sieben Monaten regenerieren.

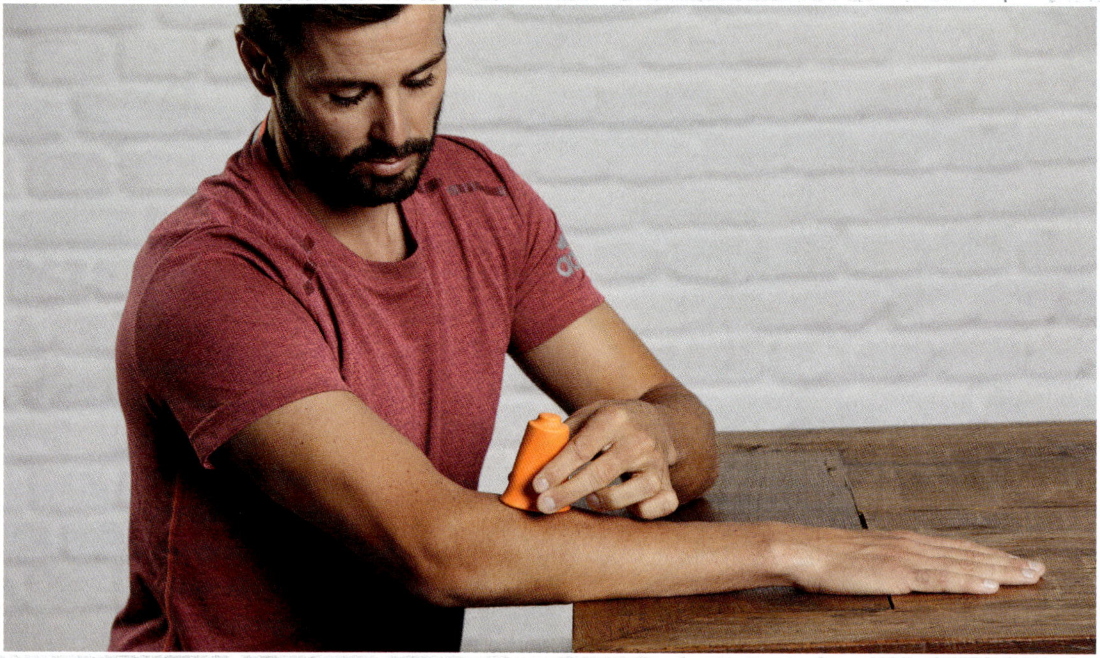
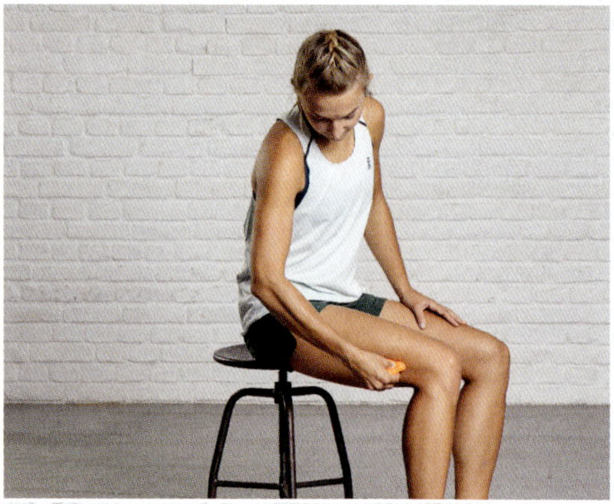
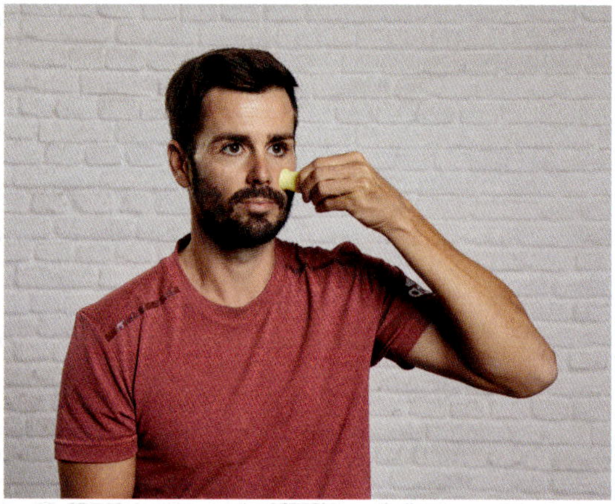

2

CUPPING-PHYSIOTHERAPIE – WAS IST DAS?

Möglicherweise haben Sie schon einmal im Internet die abschreckenden Bilder, die beim oder nach dem Schröpfen gemacht wurden, gesehen. Glauben Sie, auch Cupping müsste extrem unangenehm sein? Vielleicht haben Sie in einer unsachgemäßen Behandlung mit Schröpfgläsern gespürt, wie weh das tun kann und welche Spuren es hinterlässt? Das muss nicht sein! Cupping-Physiotherapie hilft heilen, tut eher »wohlweh« und hinterlässt keine Spuren am Körper.

CUPPING HILFT EFFEKTIV BEI VERFILZTEN FASZIEN

Mein Osteopathie-Lehrer sagte stets: »Schmerzfreiheit heißt nicht Befundfreiheit, also keine Schmerzen zu spüren, heißt nicht automatisch, dass alles in Ordnung ist.« Das hat mich damals erstaunt und zunächst irritiert. Erst im Laufe meiner Arbeit am Patienten erkannte ich die tiefe Wahrheit dieser Aussage. Denn es gibt unendlich viel Zusammenhängendes, viele fasziale Verknüpfungen in unserem Körper, die uns nicht unmittelbar bewusst, die aber trotzdem vorhanden sind.

Denken Sie nur an Schon- und Ausweichbewegungen als instinktive Erste-Hilfe-Reaktionen bei körperlichen Störungen. »Warum behandeln Sie mich am Nacken, mir tut doch der Ellenbogen weh?« Das werde ich so manches Mal in der Therapie gefragt. Der Zusammenhang, der zwischen beiden Körperstellen existiert, wird dem Patienten klar, wenn er spürt, dass die Nackenpartie mindestens so empfindlich ist wie sein Ellenbogen. Das war ihm zuvor so nicht bewusst gewesen. Vielleicht sitzen Sie gerade mit Ihrem Buch gut auf einem Stuhl oder in einem bequemen Sessel und spüren keinerlei Schmerzen. Dann streichen Sie sich doch bitte mit etwas Druck einmal seitlich Ihres Oberschenkels entlang, quasi an der Hosennaht vorbei. Nun streichen Sie noch etwas kräftiger durch das Körpergewebe, auf und ab. Was spüren Sie? Huch, das tut Ihnen da plötzlich ganz schön weh? Richtig? Eben hatten Sie doch noch den Eindruck, es sei alles im Lot! Was ist denn das jetzt?

Das sind verklebte, verfilzte Faszien. Im Laufe der Zeit, bedingt durch Bewegungsstereotype wie beispielsweise das Übereinanderschlagen der Beine immer zu einer Seite, die Fehlbelastungen von Stand- und Spielbein oder auch durch Schonhaltungen wegen Knie- und Hüftbeschwerden, kann es sein, dass sich die seitliche Haltefaszie am Oberschenkel sehr stark angestrengt hat und dadurch zu fest geworden ist. Schon allein das Drücken aufs Gewebe mit den Händen würde dieser Struktur etwas Lösung verschaffen. Ein viel gezielteres Vorgehen wäre jedoch, mit einem Cup zu arbeiten, wie ich es an anderer Stelle im Buch (siehe Seite 44) beschreibe. Mit dieser Technik können Sie alle Verklebungen gezielt und systematisch auflösen. Sie werden anschließend ein wunderbar leichtes Gefühl empfinden und bekommen die Gewissheit, eine Art Körperreparatur vorgenommen zu haben. Sie haben sich selbst wirksam behandelt. Nicht nur der Merksatz meines Lehrers wird jetzt plausibel, sondern Sie können auf diese Weise zukünftig zu Ihrem eigenen Körperdetektiv werden. Denn Sie selbst erspüren die richtige Stelle für Ihre Behandlung am besten, entscheiden sich nur noch für die passende Methode und wählen die richtige Dosierung von Druck und Wiederholung aus. In der Faszienselbstbehandlung ist weniger oft mehr, nicht zuletzt, weil die Cupping-Physiotherapie sehr effektiv ist. Fangen Sie bitte langsam und vorsichtig an. Führen Sie die neue Methode am besten wie die Profis in diesem Buch aus. Verlassen Sie sich auf Ihre Körperreaktionen. Diese zeigen Ihnen dann immer, was möglich und sinnvoll ist und wie der nächste Schritt aussehen sollte. Ich zeige Ihnen im Folgenden, wie das geht.

A CUPPING A DAY KEEPS THE DOCTOR AWAY

Viele Arztbesuche basieren auf einer Unsicherheit von Patienten in Bezug auf ihre körperlichen Beschwerden. Dabei könnten Sie durch eine genaue Beobachtung schon vieles selbst herausfinden. Haben Sie ruhig Vertrauen in sich selbst und Ihren Körper. Ist das Ziehen im Nacken wirklich schon ein Grund, sich Sorgen zu machen? Was könnten Sie erst einmal selbst tun? Nicht immer ist sofort die Einnahme von Medikamenten ratsam und vonnöten.

Stellen Sie sich zunächst die sechs klärenden W-Fragen:

1. Wo genau tut es mir weh?
2. Wie fühlt sich der Schmerz an?
3. Wie stark ist der Schmerz (auf einer Skala von 1 für kaum bis 10 für furchtbar)?
4. Seit wann ist das so?
5. Was lindert den Schmerz?
6. Was verstärkt ihn?

Ein Beispiel dazu: Sie waren vorgestern eine Stunde lang mit dem Aufhängen von Gardinen beschäftigt. Heute haben Sie auf beiden Seiten gemeine Nackenschmerzen, auf unserer Skala würden Sie sich ungefähr bei 6 einordnen. Machen Sie den Armtest und heben Sie beide Arme an, so weit, wie Sie können. Verstärkt sich der Schmerz? In Ruhe, mit herabhängenden Armen, geht es Ihnen ganz gut und Sie spüren nur wenig? Die Vermutung: Sie haben sich wahrscheinlich einen Faszienkater nach der ungewohnten Arbeit zugezogen. Lassen Sie sich in diesem Fall von einem Partner eine Cupping-Behandlung im Schulter-Nacken-Bereich geben (siehe Seite 81).

FALLBEISPIEL

Gut zu Therapeutenhänden

Eine 50-jährige Shiatsu-Masseurin bat mich um meine Einschätzung ihres Problems. Sie hatte in beiden Händen berufsbedingt starke Ruheschmerzen, auf der speziellen VAS-Schmerzskala lag sie bei acht von zehn Punkten, also sehr hoch. Während ihrer Arbeit ging es ihr ganz gut, aber abends setzten dann sehr starke, ziehende Verkrampfungsschmerzen ein. Auch morgens dauerte es mindestens 30 bis 45 Minuten – sie hatte einen echten Anlaufschmerz –, bis sie ihre Hände schmerzfreier bewegen konnte. Einreibungen und Handbäder halfen ihr nicht wirklich. Ärztlicherseits wurde ihr eine Operation des Karpaltunnels empfohlen. Sie hatte aber Sorge, danach nicht mehr weiterarbeiten zu können. Ich empfahl ihr dringend, Ruhe zu bewahren und mit der Cupping-Physiotherapie der Hände und Unterarme zu beginnen.

Erstaunt stellte sie dabei fest, wie stark doch ihre Hand und Fingerbeugemuskeln verkürzt waren. Offensichtlich hatte ihre Trainingsform des Stretchings darauf keinen Erfolg gehabt. Danach änderten wir die Strategie und sie führte regelmäßig fünfmal die Woche ein auf sie abgestimmtes Myofaszialstretching durch. Vor allem bearbeitete sie gezielt mit kleinen und großen Cups in mittlerer Stärke die Triggerbänder der Arme, die Daumen- und Unterarmtriggerpunkte sowie auch großflächig die betroffenen Arme selbst. Und siehe da: Bereits nach drei Wochen waren die Anlaufschmerzen gänzlich verschwunden und die Ruheschmerzen auf ein sehr erträgliches Maß reduziert, nämlich auf 2 bis 3 auf der VAS-Skala. Ein überzeugender Grund für sie, mit Freude weiterzuarbeiten. Heute weiß sie aus eigener Erfahrung, wie gut sie selbst mit der neuen Therapie ihren Händen helfen kann. Gerne spricht sie mit ihren Kunden über ihre neuen Selbsterfahrungen und empfiehlt sie weiter – frei nach dem Motto »Tue Gutes und rede darüber«.

Unterstützend beim Cupping wirken schmerzreduzierende Salben. Nach zwei Tagen werden Sie wahrscheinlich merken, dass ein Arztbesuch nicht nötig ist und Sie schon wieder einigermaßen in Form sind. Was ist passiert? Sie haben sich durch Ihr Wissen und Handeln und mithilfe der Cups selbstwirksam geholfen. Sie haben – die Schmerzreduktion ist der Beweis – die richtige Idee und die erfolgreiche Behandlungsform für sich gefunden.

AKUTMASSNAHMEN FÜR DIE FASZIEN UND DEN GESAMTEN KÖRPER

Sollten Sie akute Schmerzen haben, rate ich zunächst einmal zu einer Entlastungslagerung oder -haltung, um Ruhe ins Schmerzgeschehen zu bringen. Eine solche Lagerung (siehe Seite 160) ist unter anderem eine Wohltat für Lendenwirbelsäule, Becken und Gesäß. Wenden Sie erst später, im Anschluss daran, Mobilisationsübungen (siehe ab Seite 121) an, denn vielleicht hat sich nur eine Kleinigkeit festgesetzt und Sie können sie damit auflösen.

In einem Akutfall sollten Sie mit dem Cup am besten im Sinne einer Probebehandlung arbeiten. Wählen Sie den leichten, gelben Cup und behandeln Sie sich anfangs wirklich nur für kurze Zeit. Falls es Ihnen im Weiteren besser geht, können Sie Ihre Selbstbehandlung intensivieren. Führen Sie myofasziale Dehnungen (siehe Seite 131) aus und verwenden Sie bald einen stärkeren, orangefarbenen Cup sowie eine andere Technik (siehe ab Seite 45), was Ihnen nochmals Fortschritte bringen wird. Denken Sie dabei stets daran: Im akuten Fall ist weniger immer mehr. Lieber die Sache vorsichtig angehen und gezielt ausführen, als sich gleich den harten Cup für zu lange Anwendungsdauer zu verordnen.

GRENZEN UND KONTRAINDIKATIONEN IM AUGE BEHALTEN

Cupping zeigt bei richtiger Anwendung wunderbare Erfolge. Die Restgefahr für Fehler und Misserfolge kann minimiert werden oder ist auszuschließen, wenn Sie Folgendes beachten: Cuppen Sie ...

- keine offenen Wunden oder verletzte Hautpartien,
- keine Dornfortsätze der Wirbelsäule,
- nicht unmittelbar auf Knochen,
- auch nicht auf Lymphknoten, Brustwarzen, Geschlechtsorganen, After oder Augen.

EXPERTENTIPP

Die richtige Medikation

Früher sagte man: »Was weh tut, tut auch gut.« Oder: »Das halte ich doch aus.« Aus meiner Erfahrung ist es besser, unverzüglich eine begleitende Schmerzmedikation zu beginnen. Zwei bis drei Tage lang können Sie ein frei verkäufliches Schmerzmittel einnehmen. Das ist meist sinnvoller, als den Schmerzstress auszuhalten, die Schmerzrezeptoren auf Volltouren zu bringen und so den Schmerz stärker werden zu lassen. Auch Ihr Schmerzgedächtnis im Gehirn wird Ihnen dankbar für die rasche Hilfe sein, den Schmerz nicht überbewerten und ihn wieder vergessen.

BEWEGUNGSEINSCHRÄNKUNGEN AUFLÖSEN, BEWEGUNGSMÖGLICHKEITEN ERWEITERN

Ein vorrangiges Ziel der Cupping-Physiotherapie ist, im Anschluss an die Schmerzbeseitigung, die Bewegungserweiterung, sprich die Verbesserung der aktuellen Bewegungsfähigkeit. Es wäre doch wundervoll, wenn Sie sich wieder fast so wie früher bewegen könnten. Das können Sie erreichen.

Beobachten Sie sich dafür erst einmal kritisch selbst oder befragen Sie Ihren Partner oder Ihre Partnerin nach Ihrer Haltung und Bewegung im Alltag. So erfahren Sie, von außen betrachtet, welche Bewegungsgewohnheiten Sie haben. Im Laufe Ihres Lebens werden Sie fast unmerklich eine Reihe von Bewegungseinschränkungen ausbilden. In der Regel geschieht das im Sinne eines Beugemusters. Der Oberkörper neigt sich vor, die Hüften verlieren ihre Streckfähigkeit, der Blick ist zum Boden gerichtet, das Schrittmaß verringert. Das können Sie verhindern, indem Sie sich rechtzeitig entscheiden, wieder in die Aufrichtung zu kommen. Ihre Faszien lieben die Körperstreckung.

Wann hingen Sie zum Beispiel das letzte Mal an einer Kletterstange? Wann sind Sie das letzte Mal katzenartig und auf leisen Sohlen geschlichen? Und wann zum letzten Mal gehüpft? Verdammt lang her? Was hindert Sie daran, es mal wieder zu versuchen?

Cupping-Physiotherapie kann Sie wieder in Form bringen. Sie lernen mit dieser neuen Methode, sich Ihrem Alter entsprechend gut gelöst und geschmeidig zu bewegen sowie sich dadurch immer weiter von faszialen Schmerzen und Bewegungseinschränkungen zu verabschieden. Wie heißt es mittlerweile so schön: 60 ist das neue 50, 70 das neue 60. Sie haben also allen Grund zum Optimismus.

WIE FANGE ICH AN?

Ein bewusst gesetzter Anfang ist ein guter Anfang. In einer entspannten Gemütslage, im Urlaub oder bei einer kleinen Auszeit können Sie sich wahrscheinlich am besten auf die Übungen konzentrieren. Ein guter Startzeitpunkt für die Cupping-Physiotherapie! Ich empfehle kleine Schritte. Eine Bewegungsverbesserung kann schon mit der Vermeidung von minimalen einseitigen Fehlhaltungen beginnen. Die erwähnten Selbstbeobachtungen sind dabei wertvoll. Achten Sie einfach mal wieder mehr auf sich und bringen Sie sich immer wieder in die richtige Position, wenn Sie merken, dass Sie wieder in alte Gewohnheiten verfallen. Das Übereinanderschlagen der Beine, eine ungute Sitzposition oder das oben beschriebene Beugemuster sollten vermieden werden – sobald Sie sich dabei beobachten, können Sie kleine Startübungen aus dem umfangreichen Körperprogramm ausführen.

EXPERTENTIPP

Bio-Basenfasten plus Faszien-Physiotherapie

Wenn Sie wirklich erfolgreich sein wollen, sollten Sie zusätzlich auf eine ausgewogene Ernährung mit einer guten Bilanz aus basenüberschüssigen Nahrungsmitteln achten. Die Kombination aus Bio-Basenfasten (BBF) und Faszien-Physiotherapie entwickle ich seit einigen Jahren in Zusammenarbeit mit dem Biohotel Daberer in Kärnten. Dort begleite ich wochenweise Hotelgäste. Meine Untersuchungen haben gezeigt: Schon nach sechs Tagen verspürten alle Teilnehmer eine deutliche Schmerzreduktion sowie eine Bewegungserweiterung.

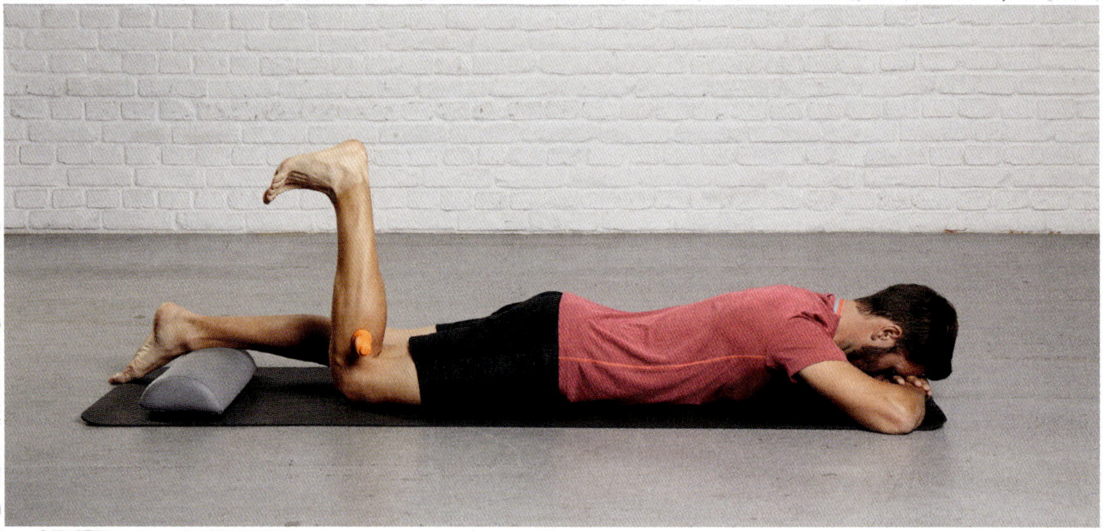

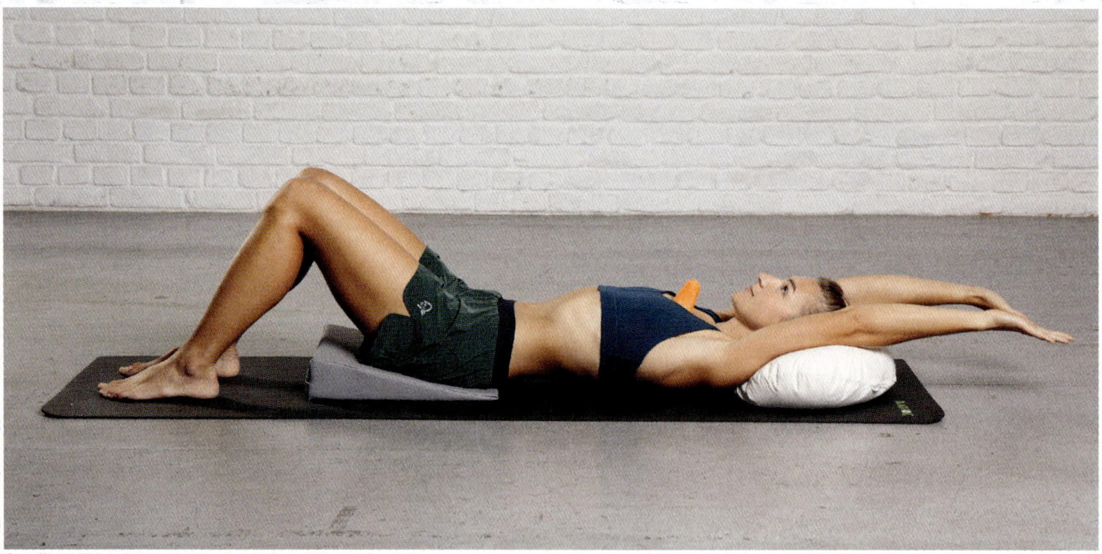

3

ZUM EXPERTEN FÜR DEN EIGENEN KÖRPER WERDEN

Folgen Sie mir nun in die faszinierende Welt der Cupping-Physiotherapie. Sie werden erlernen, Ihre Faszien selbstständig, allein und in Ruhe zu Hause zu behandeln. Mit der Cupping-Physiotherapie werden Sie selbst zum Experten für Ihre Körpergesundheit. Vom Scheitel bis zur Sohle werden Sie Ihren Faszien-Taucheranzug lösen können und so ein ganz neues, leichtes Körpergefühl entwickeln.

WERDEN SIE SELBST AKTIV

Die Cups funktionieren punktgenau, und zwar mit Unterdruck, Gleiten, Rotieren oder gezieltem Druck auf die Haut. Was aber haben die verschiedenen Cupping-Physiotherapie-Methoden im faszialen Gewebe für genaue Auswirkungen? Was müssen Sie als interessierter Laie wissen? Natürlich können Sie sich auch zusammen mit Ihrem Physiotherapeuten mit der neuen Methode vertraut machen und sie gemeinsam nutzen.

EXPERTENTIPP

Das könnte für die Cupping-Physiotherapie hilfreich sein

- Kaufen Sie sich Ihre Cups im Sechserpack, nämlich als Cupping-Set, damit Sie alle Formen und Intensitäten, die Sie brauchen, zur Hand haben.
- Crosstapes sind nützlich. Das sind kleine Gitterklebepflaster. Sie vertiefen und konservieren an den gecuppten Triggerpunkten die Wirkung noch für einige Tage.
- Kinesiotapes helfen darüber hinaus weiter. Das sind auf die Haut zu klebende spezifische Textilstreifen. Sie folgen wunderbar der Dreidimensionalität des Fasziengewebes. Oft haften sie noch tagelang und sind daher sehr wirksam, wenn es um die Faszienbänder geht.
- Ein Rückenkeilkissen verschafft Ihnen eine optimale Position für Ihre Lendenwirbelsäule und Ihr Becken.
- Der Wadendehnkeil aus Holz ist ein bewährter Helfer für Ihre Beine.
- Die Gewichtsmanschette unterstützt wirksam die Gelenkzugbehandlungen im Sinne der Traktion.

In diesem Zusammenhang sind für Sie auch die Hinweise mit den Schlagwörtern »Aufgepasst« und »Warum« gedacht. Die Erklärungen der Übungen und die medizinischen Erläuterungen sind da, um Sie vor Stolperfallen zu schützen.

Mit der Cupping-Physiotherapie können Sie eine ganze Bandbreite von Beschwerden lindern oder beseitigen. Besonders gut wird Ihnen dies bei allen Erkrankungen des Skelett-, Faszien- und Muskelsystems gelingen.

Viele Diagnosen, die mit unserem Lebensstil zusammenhängen und, natürlich medizinisch nicht ganz richtig, mit »Handynacken« (siehe Seite 80), »WhatsApp-Daumen« (siehe Seite 109) oder »Joggerferse« (siehe Seite 148) benannt werden, habe ich darüber hinaus aufgenommen. Denn sie kommen im modernen Alltag häufig vor und treffen uns öfter und quälender, als es uns lieb sein kann. Heilsversprechen möchte ich Ihnen nicht geben. Ich würde mich einfach freuen, wenn Sie zu Ihrer ganz persönlichen Bestform zurückfinden.

FASZIENTRAINING, PILATES, YOGA & CO. EINE GUTE ERGÄNZUNG?

Ihr Bewegungsradius soll befreit und erweitert werden. Dafür schafft die Cupping-Physiotherapie die richtige Basis. Ich empfehle im Anschluss oder auch schon parallel dazu, wieder zu einigen gewohnten Bewegungsprogrammen zurückzukehren. Sie werden dann selbst spüren, ob es für Sie immer noch das Richtige ist, was sich für Sie verändert hat und auch, dass Sie ein besseres Körpergefühl haben. Wer allerdings beispielsweise zu seiner Pilates- oder Yogagruppe zurückkehren möchte, sollte dies mit gegebener Vorsicht tun. Beobachten Sie sich gut. Sie wissen selbst am besten, was Ihnen bekommt und wo Sie dosiert herangehen sollten.

Ziemlich kontraproduktiv wäre es für den ungeübten Einsteiger, das Faszientraining mithilfe der großen Rolle zu beginnen, da bei dieser Methode oft ein zu starker Druck auf die Faszien gelangt. Damit erreichen Sie Ihr Ziel nicht. Spitzensportler oder seit langen Jahren mit der Technik Vertraute möchte ich von dieser Herangehensweise nicht abbringen, jedoch sind einige Ausgangsstellungen oft nicht ideal. Gute Selbstbehandlungsmöglichkeiten bietet in jedem Fall die kleine Rolle. Zu Ihrem Equipment passen auch das Rückenlagerungskissen und der Wadendehnkeil.

EXPERTENTIPP

Das Einmaleins der praktischen Schmerzbeseitigung

1. Ruhe bewahren und sich konzentriert sammeln. Im nächsten Schritt ist Ihre Beschwerde erst einmal selbst zu bewerten.
2. Stellen Sie sich die Frage: Bekomme ich das selbst wieder hin oder brauche ich sofort eine medizinische Abklärung?
3. Führen Sie eine erste Schmerzentlastungsübung aus der Cupping-Physiotherapie durch und schauen Sie, wie sich das anfühlt.
4. Beginnen Sie ganz vorsichtig mit dem Cupping.
5. Gegebenenfalls können Sie zusätzlich ein schmerzreduzierendes Salbenprodukt verwenden und einarbeiten.
6. Schließen Sie eine vorsichtige Gelenkmobilisation an.
7. Dehnen und rekeln Sie sich danach und spüren Sie wieder Bewegungsfreude.
8. Gelangen Sie zum Schluss wieder in Ihre gewohnte, aber befreite Bewegung zurück.

SELBSTTESTS – ODER: STELLEN SIE SICH MIT MIR GEMEINSAM AUF DEN PRÜFSTAND

Als Physiotherapie-Expertin stehe ich Ihnen gerne zur Seite, aber ich darf Ihnen gleichzeitig sagen: Trauen Sie sich selbst etwas zu. Entwickeln oder verstärken Sie Ihr gutes Körpergefühl. Das schaffen Sie, wenn Sie sich genau beobachten, auch ruhig kritisch. Dazu gebe ich Ihnen zielführende Fragen an die Hand. Cupping-Physiotherapie ist dann bei exakter Durchführung sicher. Ich möchte, dass Sie Ihr eigener Körpertherapeut werden können, wie unzählige meiner langjährigen Patienten. Glauben Sie mir: Das schönste Kompliment für meine Arbeit ist, einem ehemaligen Patienten zu begegnen, der mir sagt: »Ich brauche nicht mehr zu Ihnen zu kommen, ich helfe mir jetzt selbst.«

KIEFERTEST

1. Stellen Sie sich vor einen Spiegel. Öffnen Sie Ihren Mund, so weit es geht.

2. Stecken Sie die Spitzen von Zeige- und Mittelfinger hochkant zwischen Ihre Schneidezähne.

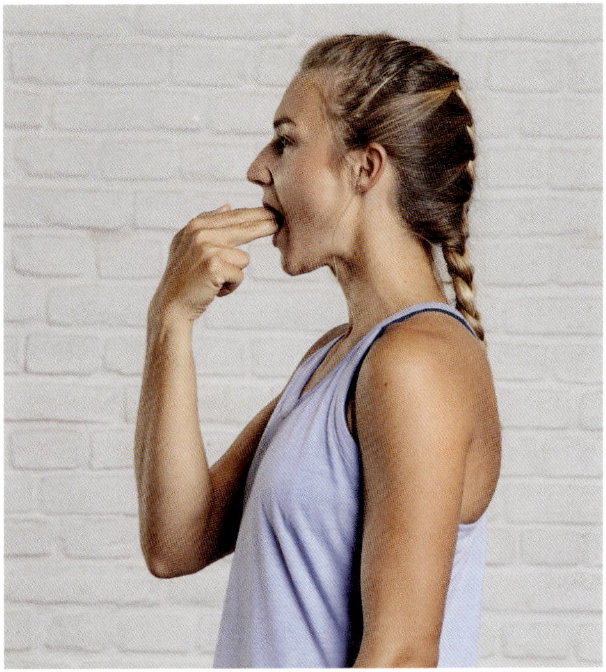

Aufgepasst

Nehmen Sie nur die Fingerspitzen.

Warum

Mit diesem Test prüfen Sie Ihre normale Fähigkeit, Ihren Mund zu öffnen. Gelingt Ihnen dieser Test beispielsweise nur zu einer Fingerbreite, ist das ein Hinweis auf eine Funktionsstörung Ihrer Kiefergelenke.

SCHULTERTEST

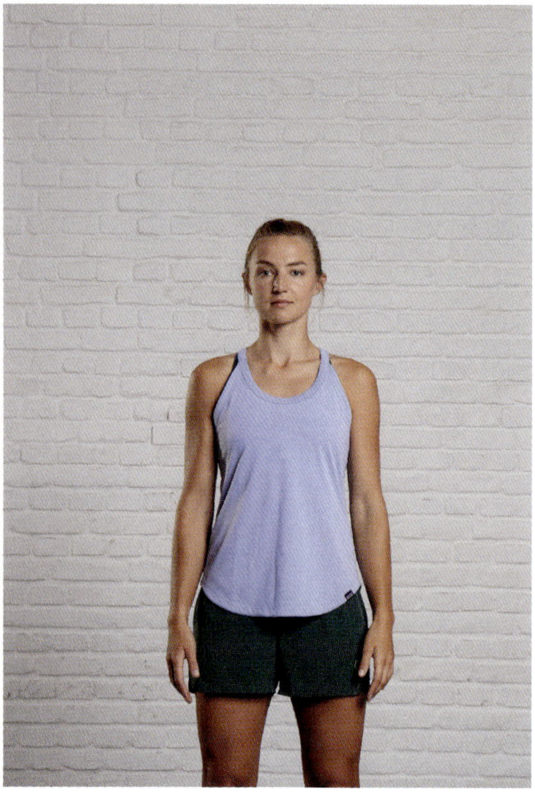

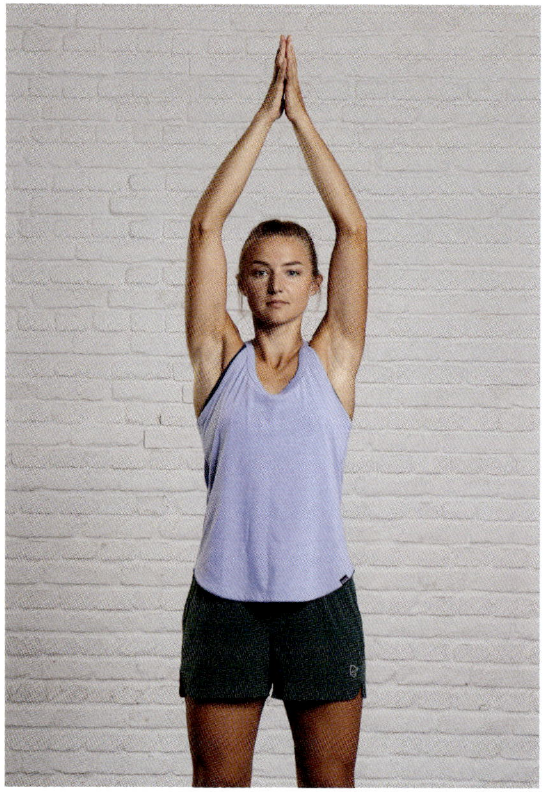

1 Lassen Sie im aufrechten Stand Ihre Arme seitlich am Körper herabhängen.

2 Heben Sie langsam Ihre Arme seitlich nach oben, bis sich Ihre Handflächen über dem Kopf berühren.

Aufgepasst

Testen Sie sich, indem Sie auf einen langsamen Bewegungsablauf achten, und erspüren Sie genau etwaige Beeinträchtigungen.

Warum

Mit diesem Test ermitteln Sie eine mögliche Schultersteife oder eine partielle fasziale Einklemmung.

KNIEVORSCHUB

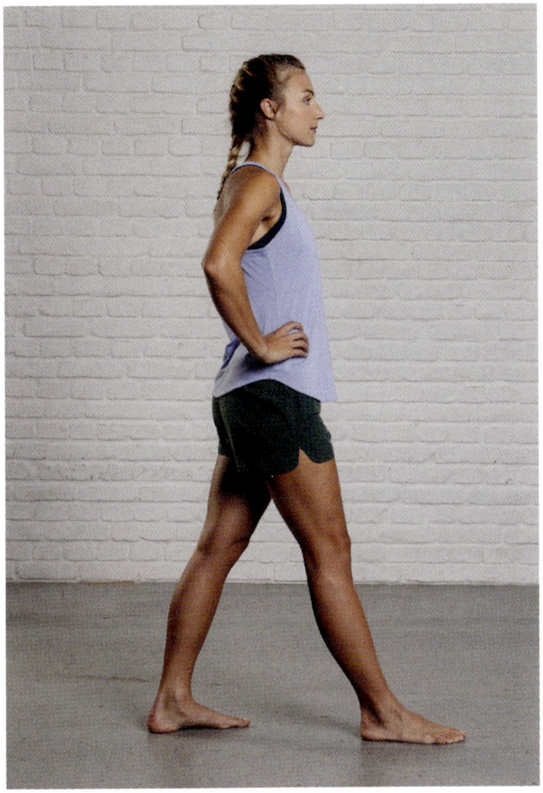

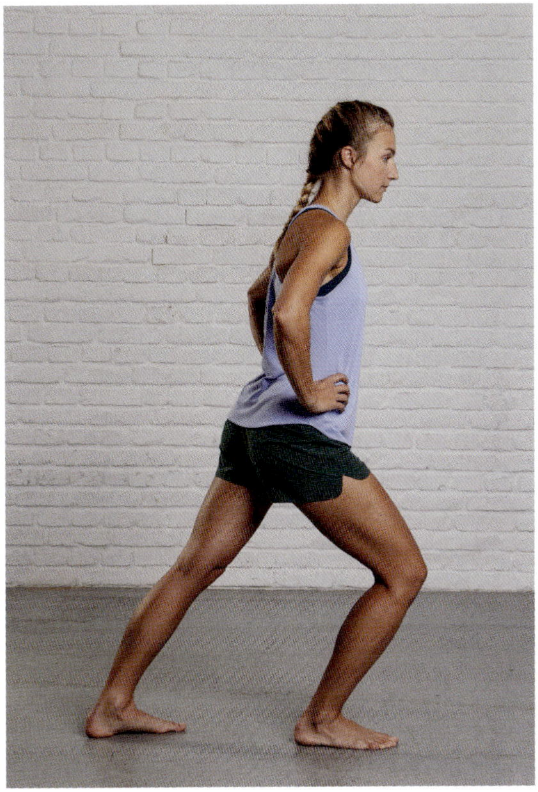

1 Stellen Sie sich aufrecht hin.

2 Machen Sie mit dem rechten Bein einen Schritt nach vorn. Ihr rechtes Knie ragt, von oben betrachtet, über Ihre Fußspitze.

Aufgepasst

Nicht den Oberkörper vornüber bewegen, die Ferse bleibt am Boden.

Warum

Mit diesem Test erkennen Sie, ob Ihre oberen Sprunggelenke funktionstüchtig sind und Ihre Wadenmuskulatur ihre Solllänge aufweist.

VORBEUGETEST

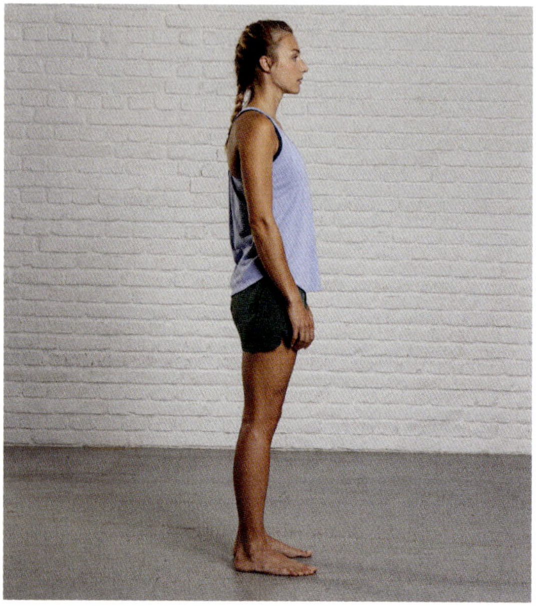

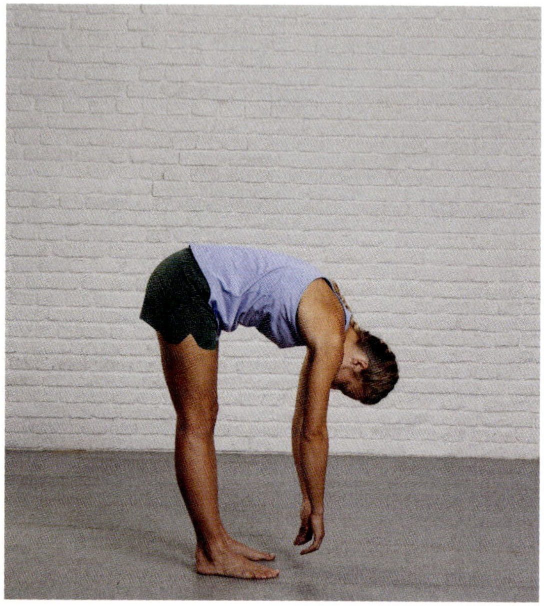

1 Stellen Sie sich aufrecht hin.

2 Beugen Sie Ihren Rücken vornüber. Die Fingerspitzen zeigen Richtung Boden. Messen Sie den Finger-Boden-Abstand.

Aufgepasst

Die Fersen bleiben am Boden, der Kopf hängt locker vornüber.

Warum

Der Vorbeugetest sollte bis zum 30. Lebensjahr mühelos durchführbar sein; mit den Fingerspitzen sollten Sie dabei bei gestreckten Knien bis zum Boden kommen. Mit zunehmendem Alter lässt die Beweglichkeit systematisch nach. Für einen 70-Jährigen ist es eher ein Ausdruck einer antrainierten Überbeweglichkeit in der Lendenwirbelsäule, wenn er bis auf den Boden kommt. Das ist aber nicht unbedingt erstrebenswert und nicht unser Ziel.

ZWEI-WAAGEN-TEST

1 Stellen Sie zwei Personenwaagen vor sich auf den Boden. Betreten Sie die rechte Waage und ermitteln Sie Ihr Gewicht.

2 Stellen Sie jetzt den linken Fuß auf den rechten Bereich der linken Waage und den rechten Fuß auf den linken Bereich der rechten Waage. Ermitteln Sie jeweils Ihre Belastungsgröße für rechts und links. Bestenfalls weisen die Waagen keinen Unterschied auf. Eine Differenz von vier bis fünf Kilogramm bezogen auf ein Körpergewicht bis zu 70 Kilogramm zeigt eine deutliche Asymmetrie und möglicherweise eine Fehlbelastung Ihrer Beinachsen.

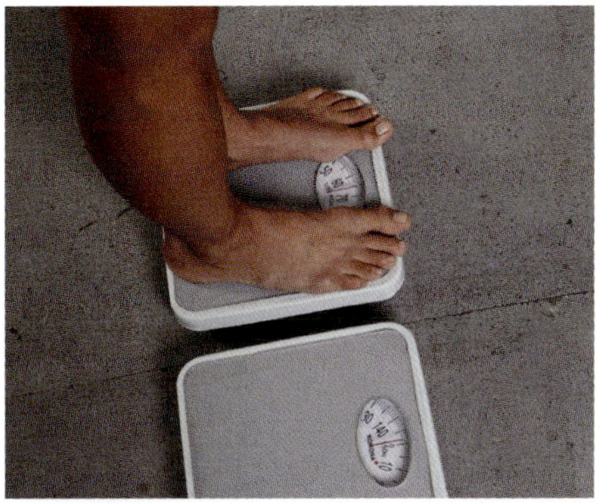

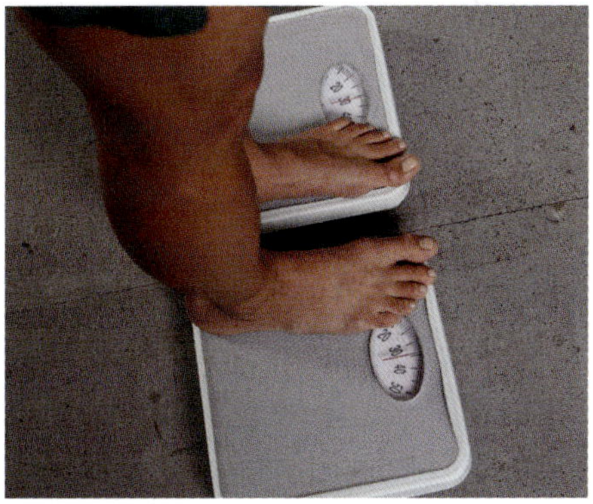

Aufgepasst
Stellen Sie sich aufrecht auf die Waagen. Richten Sie den Blick erst geradeaus und schauen Sie dann erst in Ruhe nach unten.

Warum
Ihre Beine und Ihre Körperstatik sollten symmetrisch ausgerichtet sein. Oft sind uns etwaige Abweichungen von der optimalen Symmetrie gar nicht deutlich. Achtung: Ihre jeweils stärker belastete Seite ist die Standbeinseite, die andere die Spielbeinseite. Durch einen bewussten Wechsel von Stand- und Spielbeinseite – im Alltag immer wieder mal zwischendurch möglich – können Sie das korrigieren.

WAS FEHLT MIR? UND WAS HILFT?

»Was könnte mir fehlen? Wieder dieses Ziehen in der Pobacke. Hängt das vielleicht mit zu langem Sitzen zusammen? Besser wäre es sicher, ich würde nicht auch noch dabei die Beine übereinanderschlagen. Und letzte Woche bin ich auf der Treppe ausgerutscht. Könnte das in Zusammenhang mit meinem aktuellen Schmerz stehen?«

Mein Fachgebiet, die Neuroorthopädie, kann kompetent heilen. Dieses eher seltene Fachwissen befasst sich mit sogenannten reversiblen, also umkehrbaren, Beschwerden des Faszien-, Muskel- und Skelettsystems. Es ist die konservative Form der Orthopädie. Neuroorthopädie unterscheidet die orthopädischen von neurologischen Symptomen und erkennt gleichzeitig die relevanten Verknüpfungen dieser beiden Fachgebiete. Mithilfe dieses Wissens lassen sich bessere Erklärungen für die Ursache vieler Beschwerden finden. Im vorhin genannten Beispiel könnte es sich aufgrund des Sturzes um eine Beckenringstörung handeln, zu der sich ein myofaszialer Schmerz ausgebildet hat. Was bedeutet das? Ich erkläre es Ihnen gerne, vielleicht werden Sie bald Ihr eigener Gesundheitscoach.

DIE ERSTEN SCHRITTE ZUR RICHTIGEN SELBSTTHERAPIE

1. Wahrnehmen des Symptoms
2. Testen des Körperabschnitts
3. Erkennen der individuellen Symptomatik
4. Beurteilen des Geschehens
5. Handeln durch Cupping-Physiotherapie – Schritt für Schritt
6. Nachtesten und kritisches Überprüfen des Fortschritts
7. Wenn eine Besserung nachhaltig eingetreten ist: Möglichst das Symptom wieder vergessen, um die Fasziensensoren wieder zu entspannen

FALLBEISPIEL

Die Golferschulter

Ein 60 Jahre alter Freund hatte beim Golfspielen ständig stechende Schmerzen in der rechten Schulter. Die Spritzen, die er zunächst gegen die ärztlich diagnostizierte Arthrose verordnet bekam, waren wirkungslos geblieben. Jetzt sollte die »Kalkschulter«, so die Laienbezeichnung dafür, sogar operiert werden. Mir fiel beim Schultertest auf, dass sein Oberarm und Schulterblatt schon früh eine En-bloc-Bewegung machten. Sie sahen wie blockiert aus. Der Grund: Das das Schulterblatt umgebende Gewebe war mit dem Oberarm myofaszial verklebt. Der Raum zwischen dem Oberarmkopf und dem Schulterpfannendach schien verengt. Vier Wochen lang führte er die von mir empfohlene Flügelschlagbewegung zur Lösung des Schulterblatts und die Schulterkapseldehnung, das myofasziale Stretching und das Triggerpunkt-Cupping zu Hause durch und machte auch seinen Golfsport weiter. Schon nach zwei Wochen hatten sich die stechenden Schmerzen deutlich reduziert. Er ist mittlerweile gedanklich weit von einer Operation entfernt und hofft, im Laufe der Zeit seine Beschwerden selbst vollends beseitigen zu können.

WELCHER GEWEBETYP BIN ICH?

Bevor Sie mit dem Cupping loslegen, sollten Sie Ihren Gewebetyp testen, denn die drei Cup-Stärken wirken unterschiedlich im faszialen Gewebe und sollten zur optimalen Wirkungsentfaltung eher unterschwellig eingesetzt werden. So können Fehlreaktionen vermieden werden. Wünschenswert wäre, zunächst eine sanfte Rötung zu erreichen, ein Hinweis darauf, dass die Wirkung ausreichend ist.

EINE-MINUTE-TEST

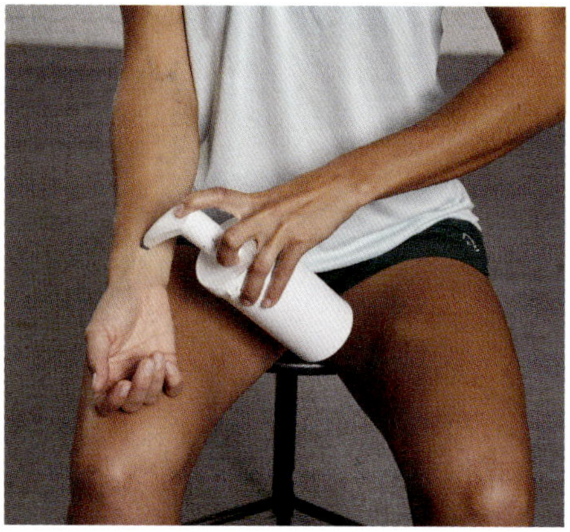

1 Reiben Sie Ihren Unterarm mit einer fetthaltigen Creme ein.

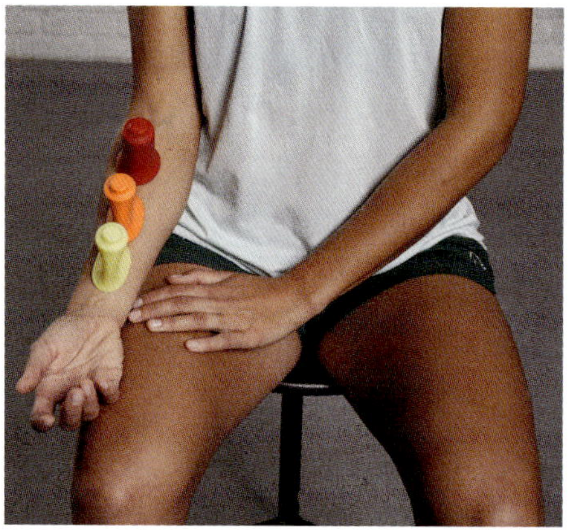

2 Drücken Sie die großen Cups vom Rand her fest zusammen und setzen Sie sie direkt auf den Unterarm. Lassen Sie die Cups eine Minute lang stehen und lösen Sie sie anschließend ab.

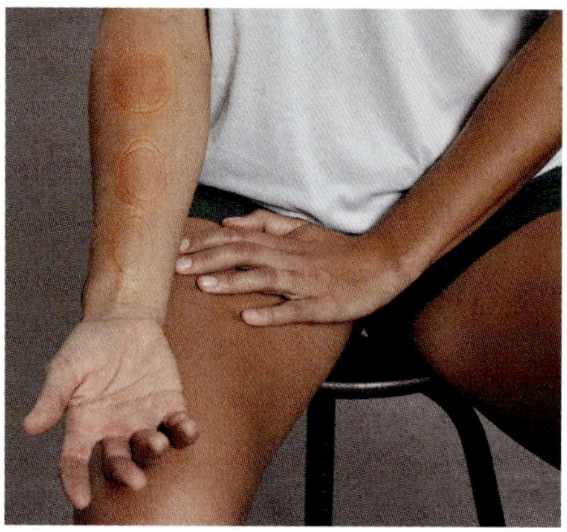

3 Betrachten Sie die Markierungen. Eine sanfte Rötung zeigt Ihre optimale Dosierung an. Hier sehen Sie eine optimale Reaktion in der Mitte.

WELCHE INTENSITÄT PASST AM BESTEN ZU MIR?

1 Mit dem Druck auf den Rand des Cups erreichen Sie den maximalen Unterdruck.

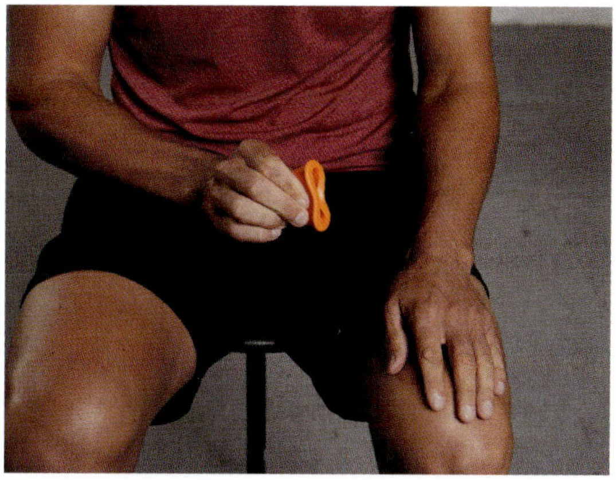

2 Mit dem Druck auf die Mitte des Cups erzielen Sie einen mittleren Unterdruck.

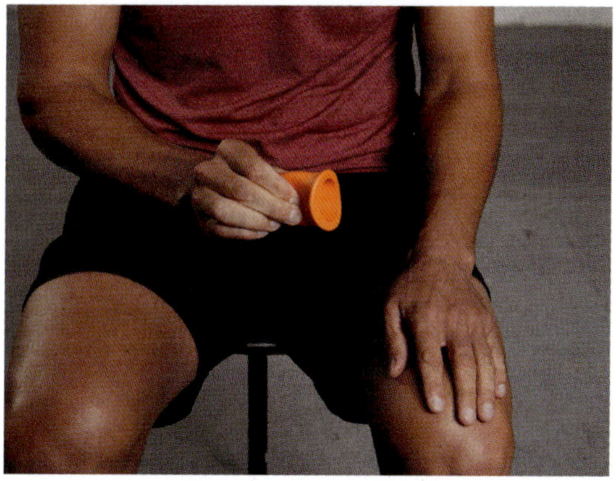

3 Mit dem Druck nahe der Cup-Spitze kommen Sie dann zu einem minimalen Unterdruck.

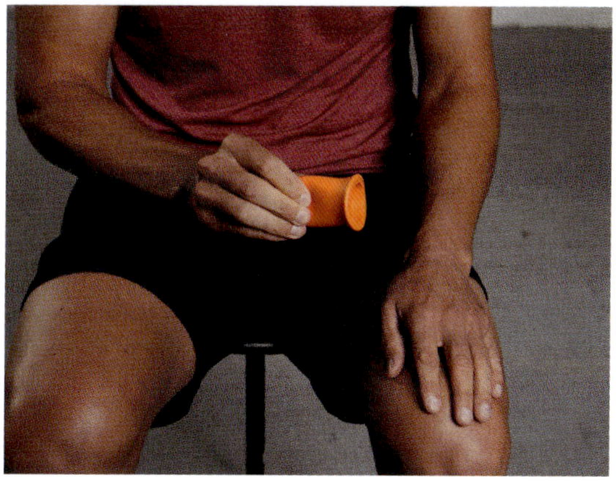

HAUT-HEBE-TEST

1. Ziehen Sie mit dem Pinzettengriff die Haut Ihres linken Handrückens heraus und halten Sie diese 60 Sekunden fest. Lassen Sie die Falte wieder los.

2. Beobachten Sie, wie lange Zeit die Neuorganisation, also die Glättung der Haut, auf Ihrem Handrücken dauert. Bei jungen Menschen geht das blitzschnell. Ältere Menschen werden sehen, dass dieser Prozess im Einzelfall länger als 120 Sekunden dauern kann.

Aufgepasst

Arbeiten Sie immer entsprechend Ihres Alters. Kommt Ihr Handrücken binnen 30 Sekunden wieder ins Lot, wählen Sie ruhig einen festen Cup. Dauert dieser Prozess mehr als eine Minute, wählen Sie bitte den weichen Cup.

Warum

Cuppen Sie bitte Ihrer altersentsprechenden Faszienmobilität gemäß. So vermeiden Sie Fehlreaktionen wie Markierungen oder Verfärbungen.

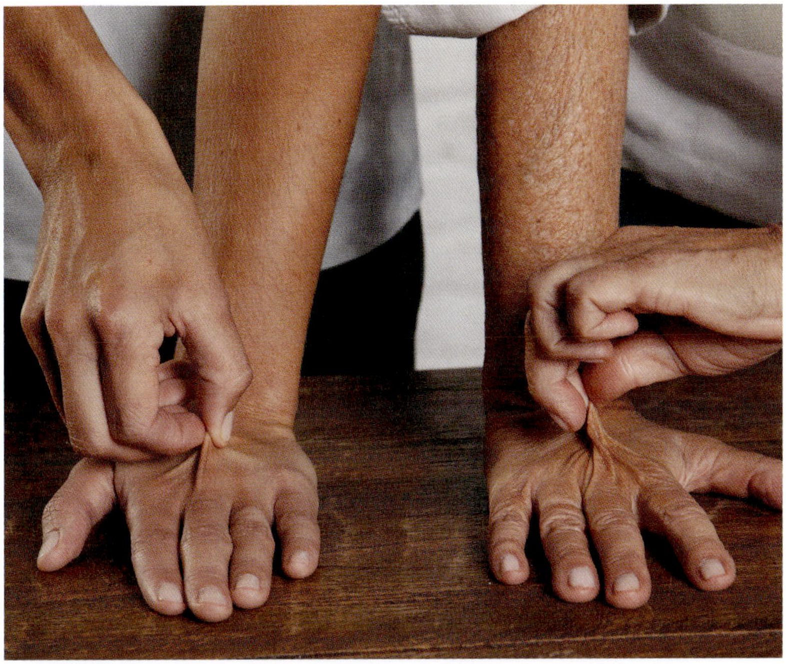

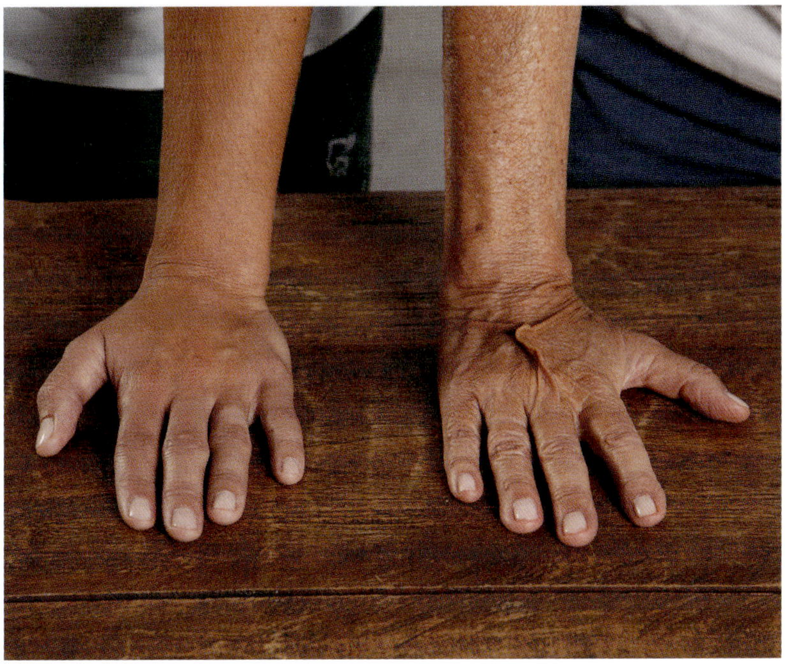

DIE BESTEN CUPPING-TECHNIKEN

Immer wieder bin ich gefragt worden, was beim Cupping eigentlich genau unter der Haut passiert. Sie sehen hier vereinfachte Darstellungen von Gewebeveränderungen durch Druck, Schub und Unterdruck, sodass Sie sich die Wirkungsweise der Cups besser vorstellen können.

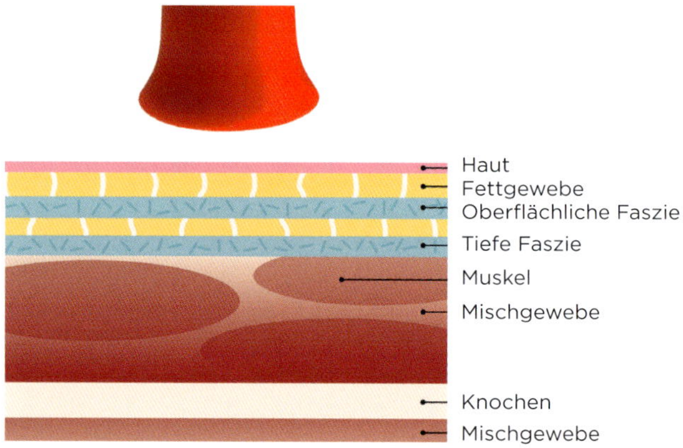

Das Schema zeigt den faszialen Gewebeaufbau mit seinen myofaszialen Strukturen unter unserer Haut im Normalzustand.

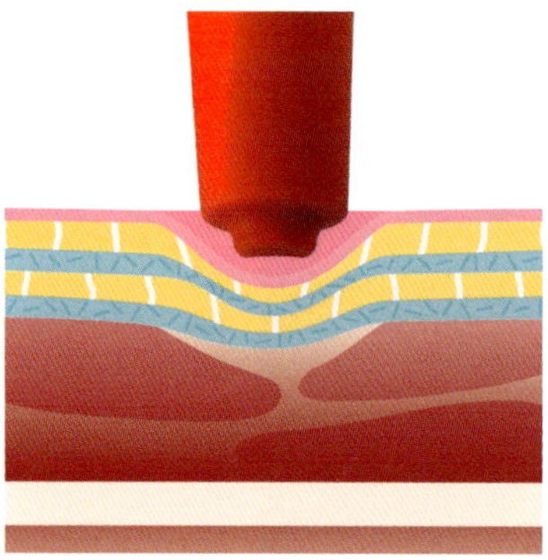

Durch den punktuellen Druck verändern sich das fasziale Gewebe und alle myofaszialen Strukturen sichtbar.

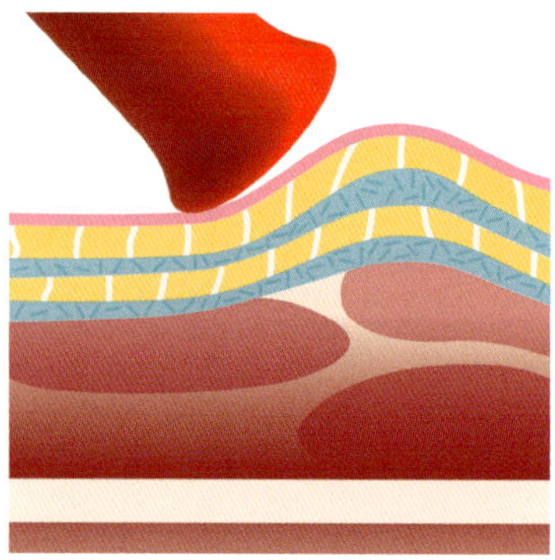

Durch den Druck und Schub mit dem Cup-Rand verschiebt sich das fasziale Gewebe mit seinen myofaszialen Strukturen wie die Bugwelle eines Schiffes.

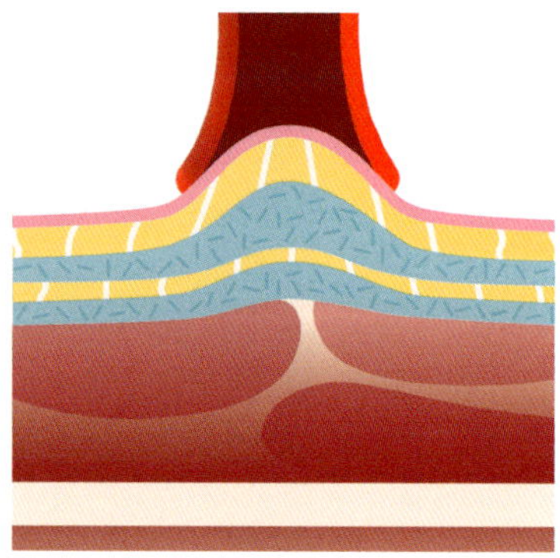

Der Unterdruck zieht sogartig die faszialen und myofaszialen Strukturen an, es entsteht eine deutliche Scherwirkung im Gewebe.

Aus den zahlreichen Anwendungsmöglichkeiten mit den Cups habe ich die besten ausgewählt und für Sie so beschrieben, dass Sie sie leicht umsetzen können. Welche Techniken Sie am besten bei den jeweiligen Übungen anwenden, erkennen Sie anhand der Icons neben dem Übungsnamen.

RICHTIG PLATZIEREN UND AUF DEN PUNKT KOMMEN

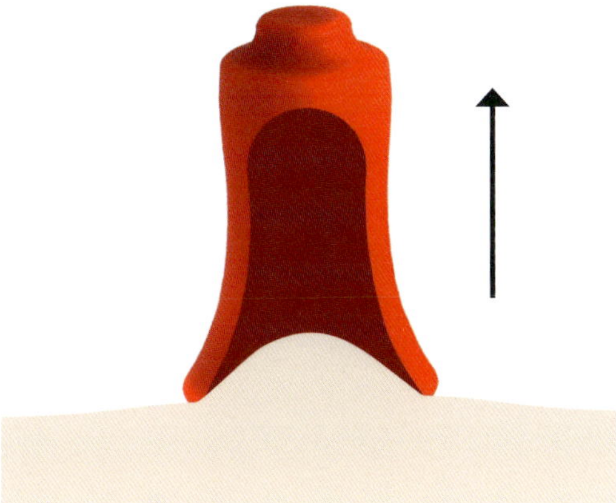

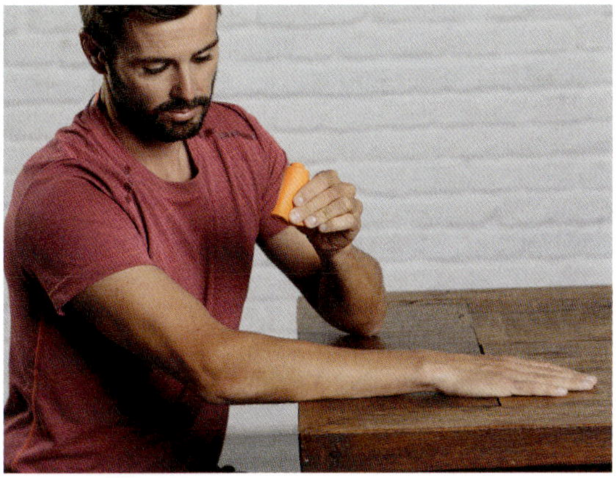

Mit dieser Technik üben Sie durch Unterdruck eine Scherwirkung im myofaszialen Gewebe aus.

1 Drücken Sie den Rand des Cups fest zusammen.

2 Setzen Sie ihn auf die Haut und lassen Sie ihn dann los.

3 Spüren Sie den Unterdruck im Gewebe.

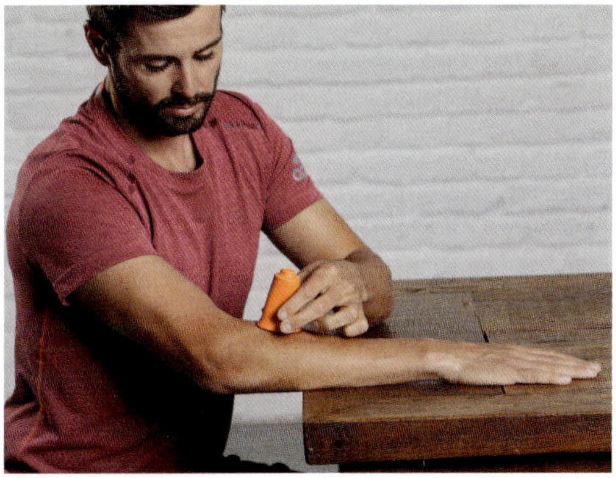

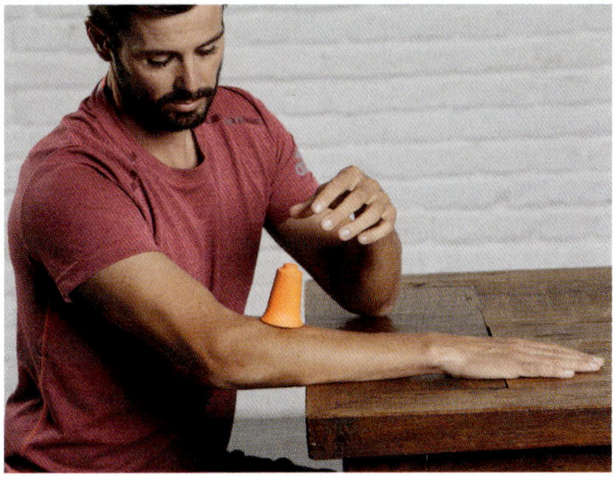

Aufgepasst

Halten Sie den Rand zusammengedrückt, bis der Unterdruck spürbar wird.

GLEITEN, LÖSEN UND MOBILISIEREN

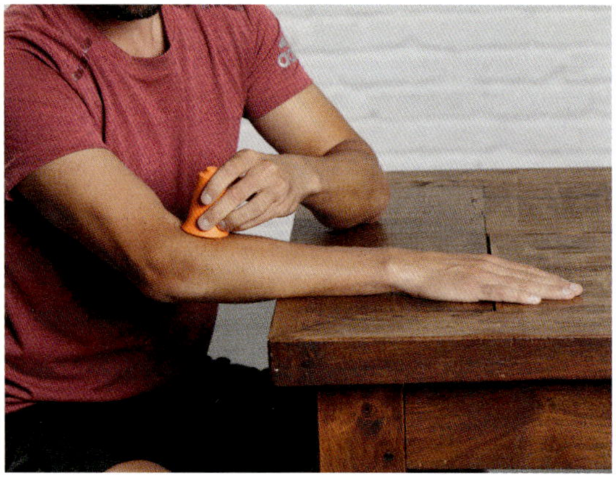

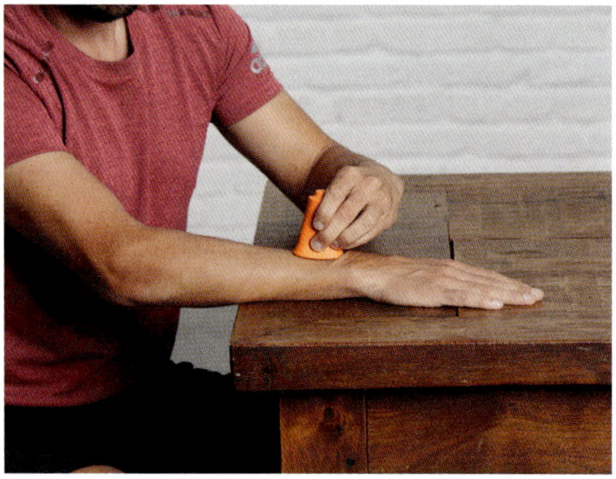

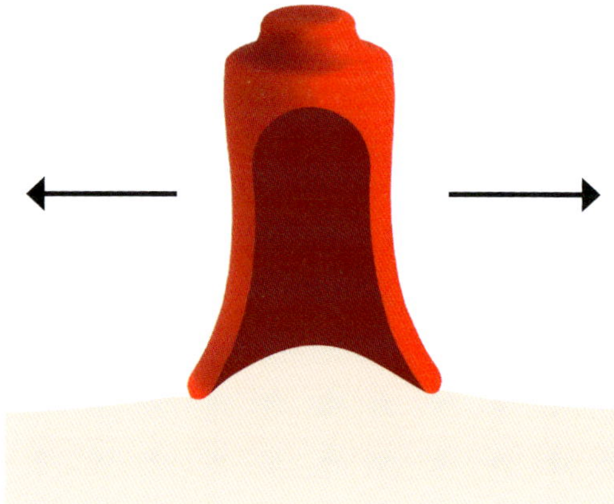

Mit dieser Technik lösen Sie sanft größere Körperareale. Sie eignet sich besonders gut zur Lösung von Faszienbändern.

1. Drücken Sie den Rand des Cups fest zusammen. Setzen Sie ihn auf die Haut. Spüren Sie den Unterdruck im Gewebe.
2. Ziehen Sie den Cup sanft über Ihre Haut, auf und ab.

Aufgepasst

Achten Sie darauf, dass die Luft beim Ziehen des Cups über die Haut nicht aus dem Cup entweicht.

PLATZIEREN UND BEWEGEN – TIEFENWIRKSAM LÖSEN

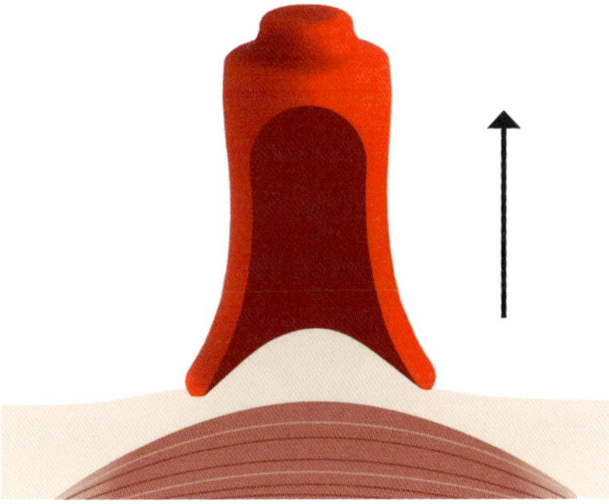

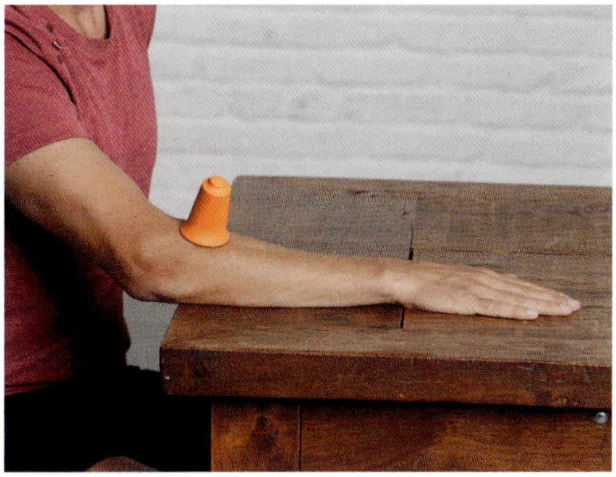

Mit dieser Königstechnik lösen Sie von oben die faszialen und durch die Muskelkontraktion auch die tiefen faszialen Strukturen.

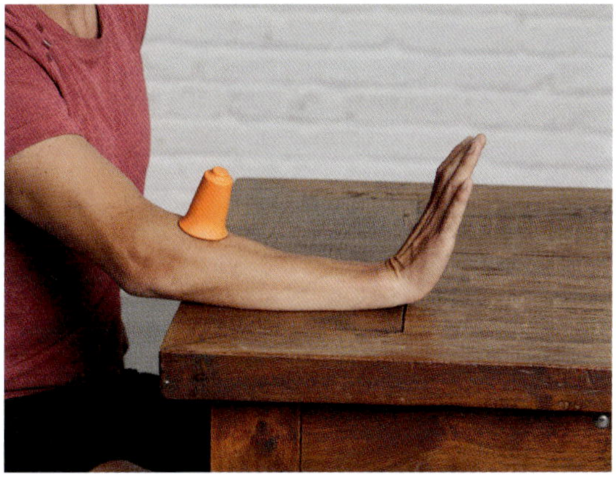

1 Drücken Sie den Rand des Cups fest zusammen. Setzen Sie ihn auf die Haut. Spüren Sie den Unterdruck im Gewebe.

2 Bewegen Sie mindestens zehnmal die zu lösenden myofaszialen Strukturen

Aufgepasst

Achten Sie darauf, dass die Luft beim Bewegen nicht aus dem Cup entweicht.

45-GRAD-WINKEL – MIT DRUCK LÖSEN

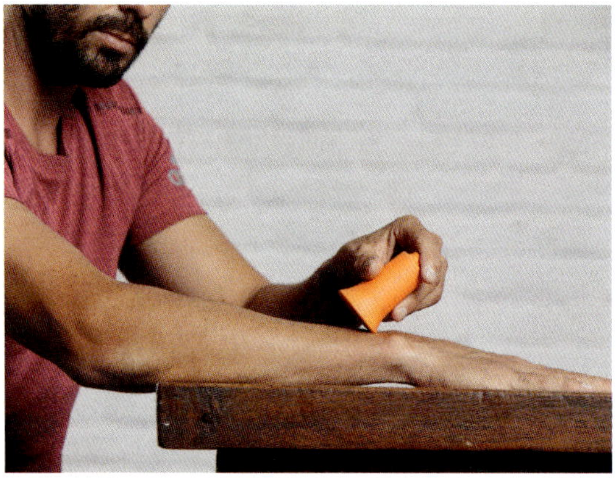

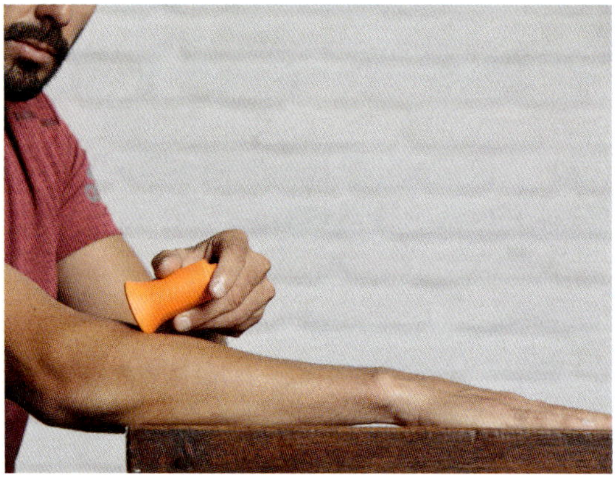

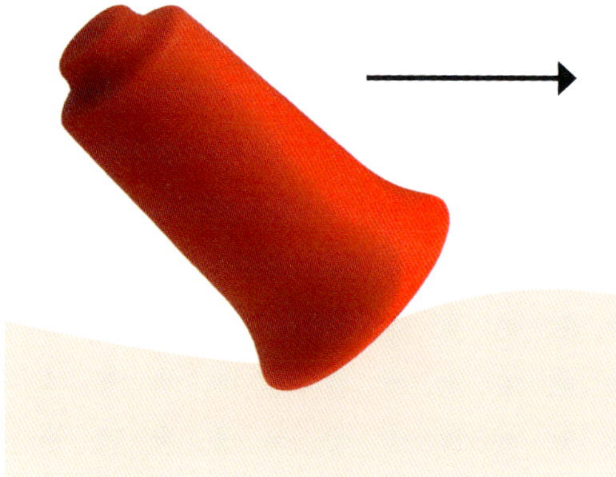

Mit dem Ausüben des schrägen Drucks lösen Sie ganz präzise Ihre betroffenen Strukturen und Faszienbänder.

1. Setzen Sie den Rand des Cups in einem Aufsetzwinkel von 45 Grad auf Ihrer Haut auf. Drücken Sie den Rand sanft in das Gewebe.
2. Schieben Sie mit diesem Druck den Cup über die betroffene fasziale Struktur.

Aufgepasst

Behalten Sie die Winkelstellung des Cups immer exakt bei.

FINGERHUT – PUNKTGENAU LÖSEN

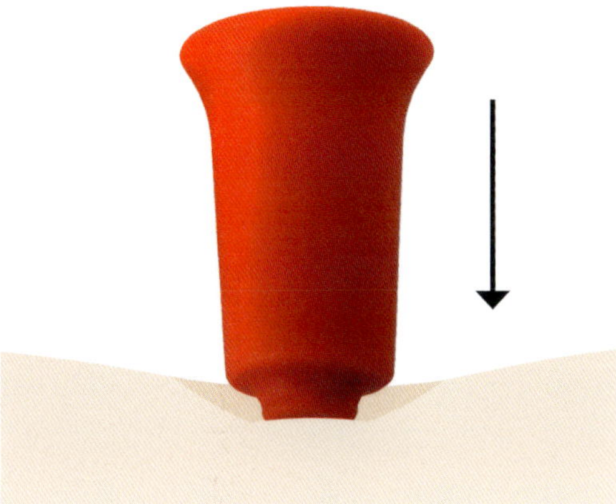

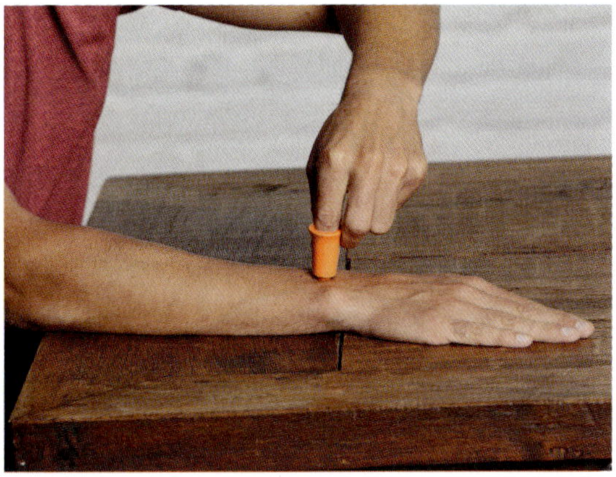

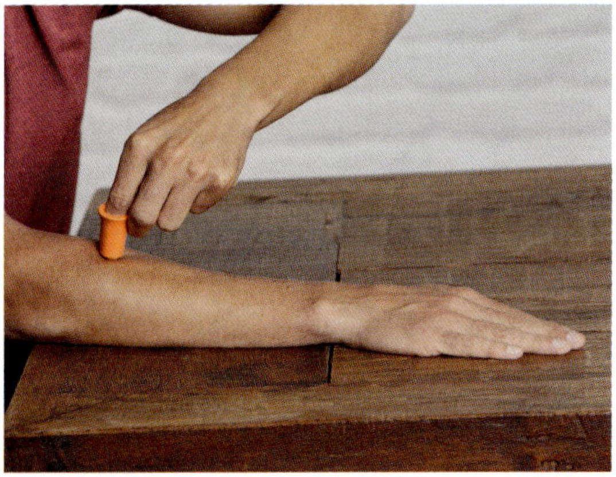

Mit dieser Technik lösen Sie durch gezielten Druck fasziale Veränderungen gut wieder auf.

1 Stecken Sie Ihren Zeigefinger in die Cup-Öffnung. Setzen Sie die Spitze des Cups auf die Haut beziehungsweise den Triggerpunkt.

2 Drücken Sie eine Minute lang nachhaltig in das Fasziengewebe hinein.

Aufgepasst

Drücken Sie anfangs nur wenig und steigern Sie den Druck nach Bedarf.

ROLLEN – MIT DRUCK UND ROLLEND LÖSEN

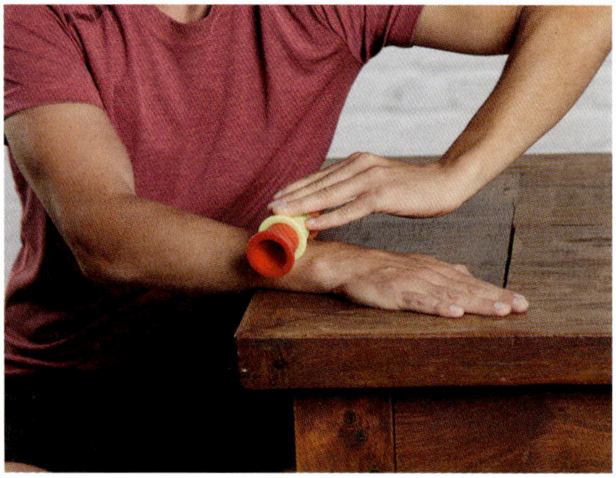

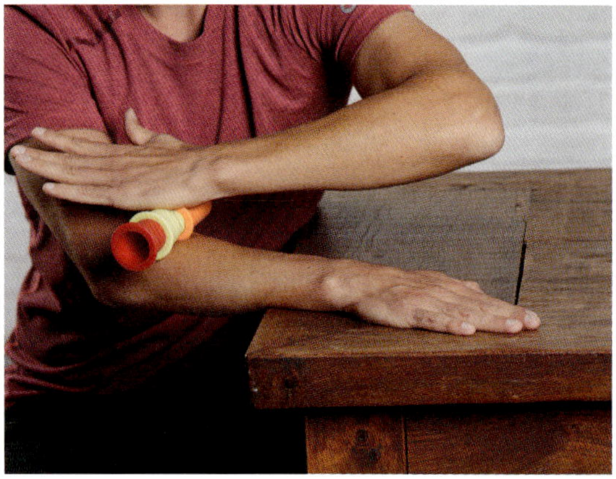

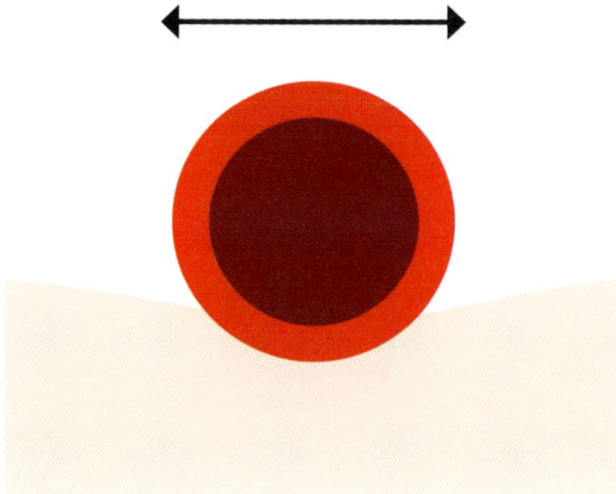

Mit dieser Technik lösen Sie mit sanftem Druck, aber spielend leicht fasziale Verspannungen.

1. Legen Sie die Rolle auf den zu behandelnden faszialen Bereich.
2. Führen Sie langsam und tiefenwirksam mindestens zehn Rollbewegungen durch.

Aufgepasst

Achten Sie darauf, auf der Rolle zu bleiben.

DREHEN MIT UNTERDRUCK

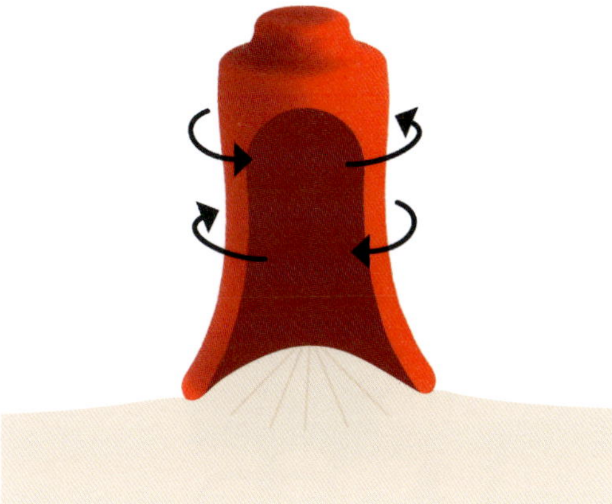

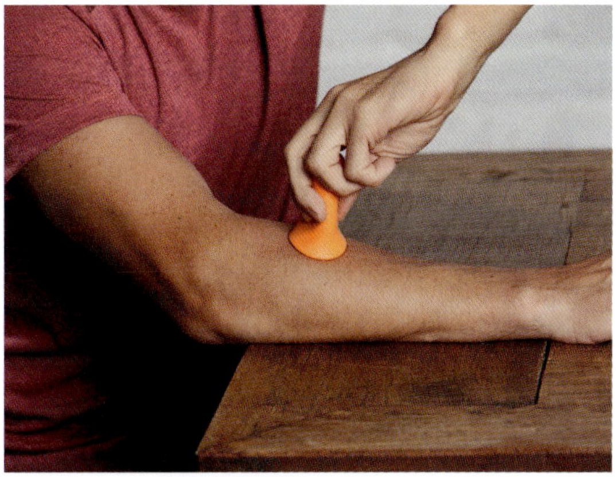

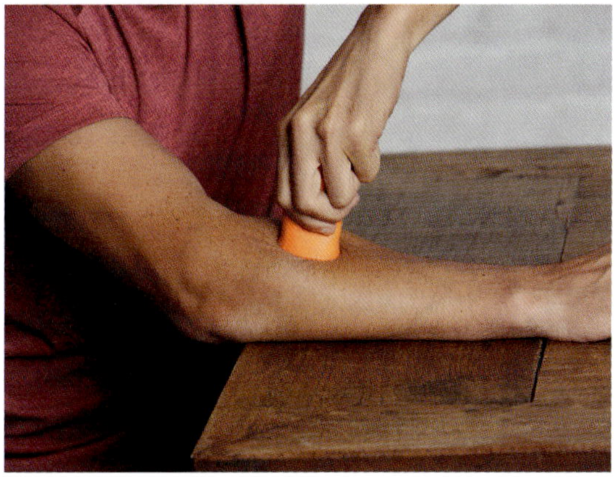

Mit dieser Technik lösen Sie mithilfe von Unterdruck und Scherung das fasziale Gewebe.

1. Drücken Sie den Rand des Cups zusammen und setzen Sie ihn auf Ihren Unterarm.

2. Drehen Sie den Cup zuerst in die eine, dann in die andere Richtung. Wiederholen Sie das mindestens fünfmal.

Aufgepasst

Der Cup-Rand bleibt immer auf der Haut.

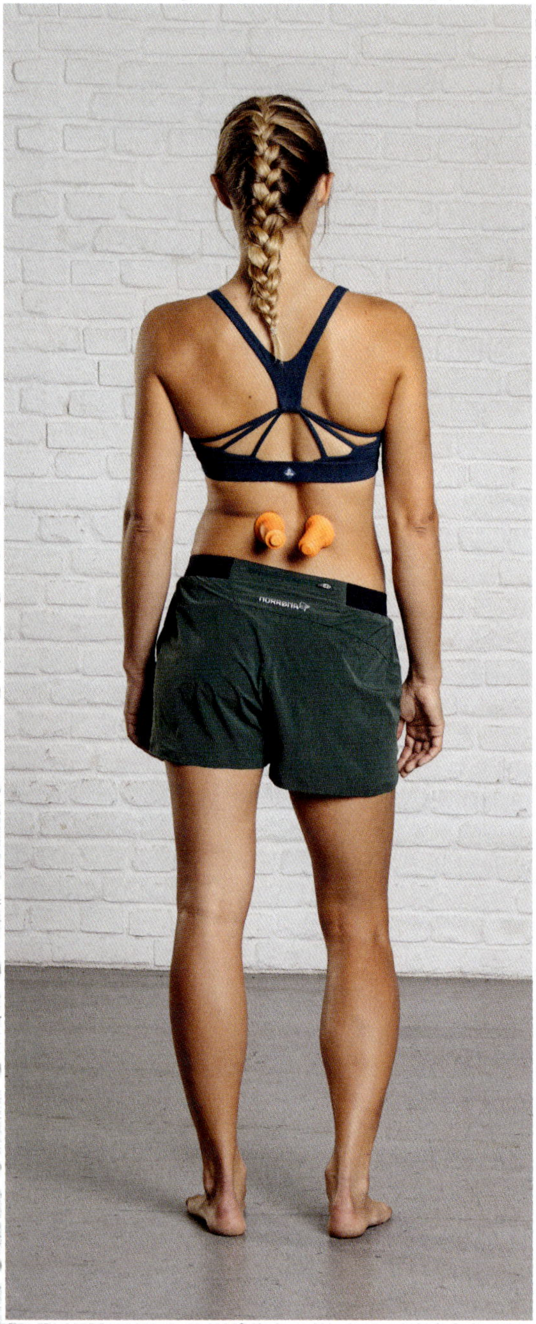

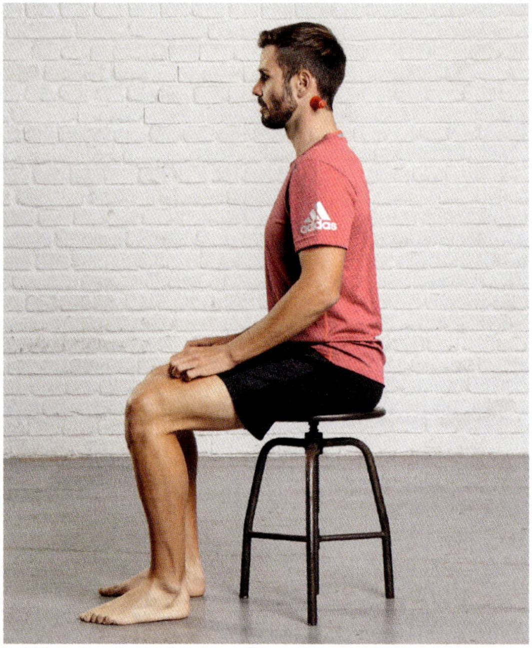

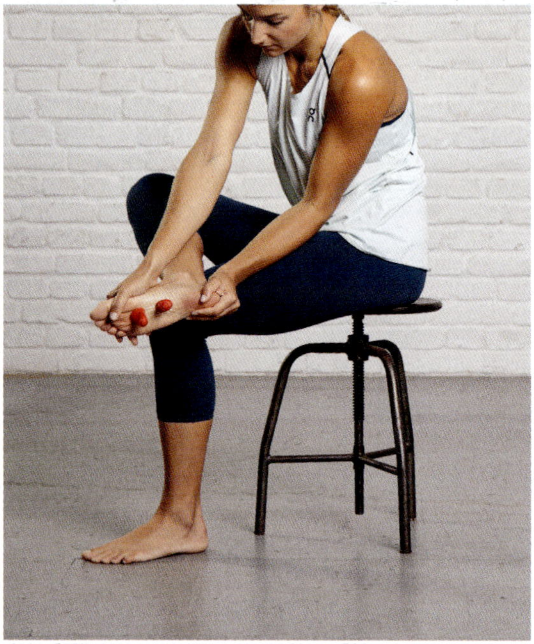

4

CUPPING-BEHANDLUNG VON KOPF BIS FUSS

Jetzt kann es losgehen und endlich auch ganz praktisch werden. Ich zeige Ihnen, wie Sie Ihren Faszien-Taucheranzug gezielt lösen, Ihre Gelenke mobilisieren, Ihre Bewegung erweitern und so neue Spannkraft gewinnen. Bei allen Übungen sollten Sie immer die aktuell betroffene Seite behandeln (ob rechts oder links oder beide Seiten, ist egal). Die Übungen werden jeweils nur anhand einer Seite gezeigt, lassen Sie sich dadurch nicht verwirren, denn natürlich können Sie auch die andere Körperseite entsprechend behandeln.

KIEFER, KOPF, NACKEN UND HALSWIRBELSÄULE

Eine gesunde Kieferfunktion und ein gelöster Nacken wirken sich positiv auf den gesamten Kopf aus. Mit den nachfolgenden Übungen verschaffen Sie sich eine spürbare Erleichterung in Ihren Problemzonen. Ehe Sie sich einen Kopf machen, denken Sie daran: Der Kopf ist rund, damit das Denken seine Richtung ändern kann.

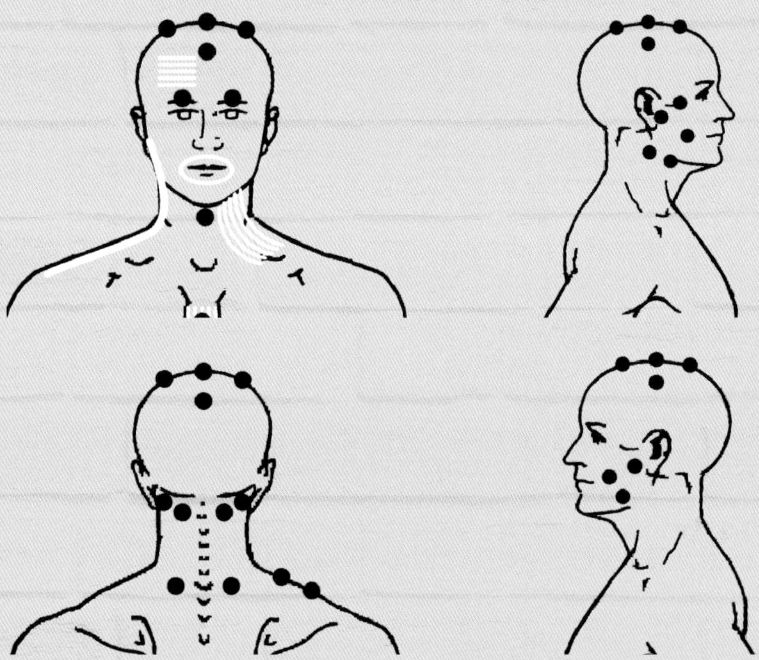

Anwendungspunkte an Kiefer, Kopf, Nacken und Halswirbelsäule

HINTERKOPFSCHMERZ LÖSEN

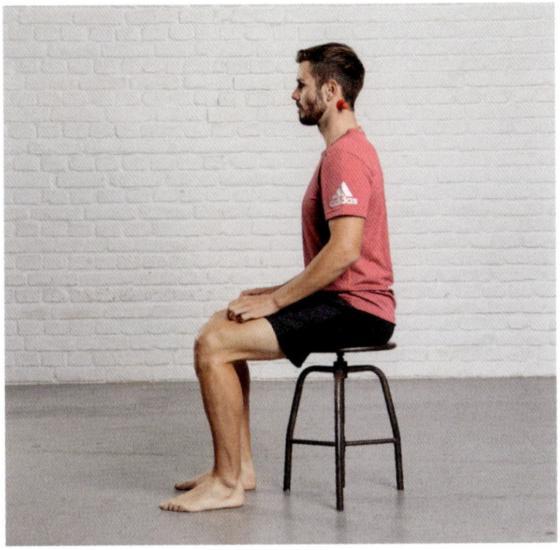

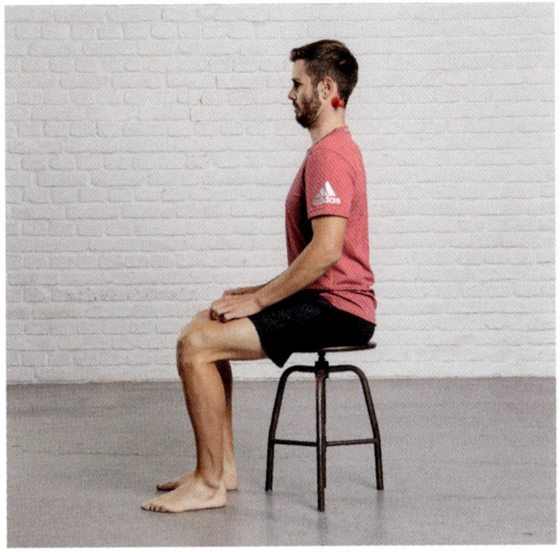

1 Setzen Sie sich aufrecht hin und platzieren Sie zwei kleine Cups auf die Triggerpunkte des *Musculus splenius capitis* neben Ihrer Halswirbelsäule unterhalb des Schädelknochens. Ihr Blick ist gerade nach vorn gerichtet, die Kinnspitze in Neutralstellung.

2 Ziehen Sie Ihr Kinn nach hinten zurück und wiederholen Sie diese Mobilisation zehnmal.

Aufgepasst

Ihr Blick sollte immer geradeaus ausgerichtet bleiben.

Warum

Die faszialen Strukturen im Umgebungsbereich der oberen Halswirbelsäule werden auf diese Weise sanft gelöst, denn darin ist oft die Ursache für einen Hinterkopfschmerz zu sehen. Diese Übung ist auch gut gegen CMD und Nackenschmerzen geeignet.

GANZKOPFSCHMERZ LÖSEN

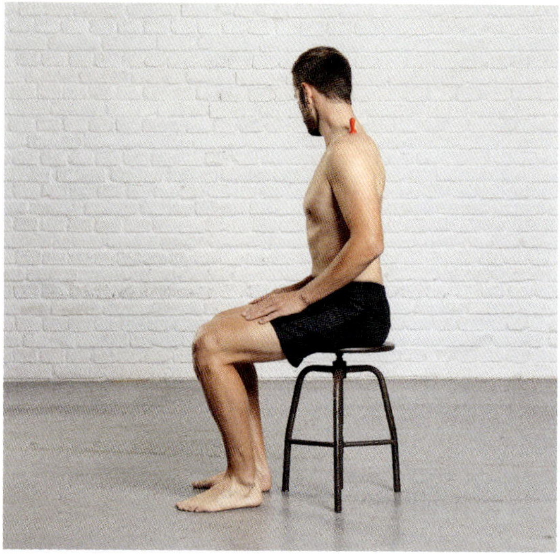

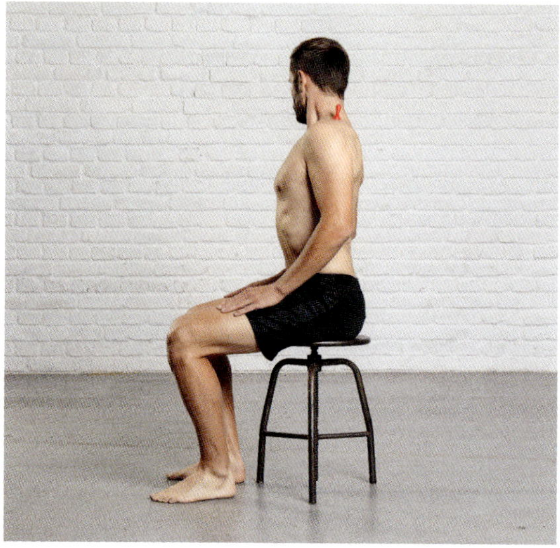

1 Setzen Sie sich aufrecht hin, neigen Sie Ihren Kopf nach rechts. Ertasten Sie mit der rechten Hand den schmerzempfindlichsten Punkt auf Ihrem linken Schultergürtel. Platzieren Sie einen kleinen Cup genau darauf.

2 Schauen Sie neben Ihr rechtes Knie und atmen Sie zehnmal kräftig aus und ein.

Aufgepasst

Ihr Blick ruht während der zehn Atemzüge neben dem rechten Knie.

Warum

Mit dieser Übung lösen Sie punktgenau die faszialen Beschwerden im Bereich Ihrer ersten Rippe. Eine fixierte erste Rippe ist oft die Ursache für den Ganzkopfschmerz, der den gesamten Kopf umfasst. Diese Übung eignet sich außerdem gut gegen Kopfschmerzen, Nackenschmerzen und Störungen des Sternoklavikulargelenks.

AUGENKOPFSCHMERZ LÖSEN

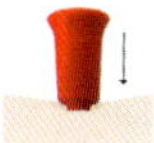

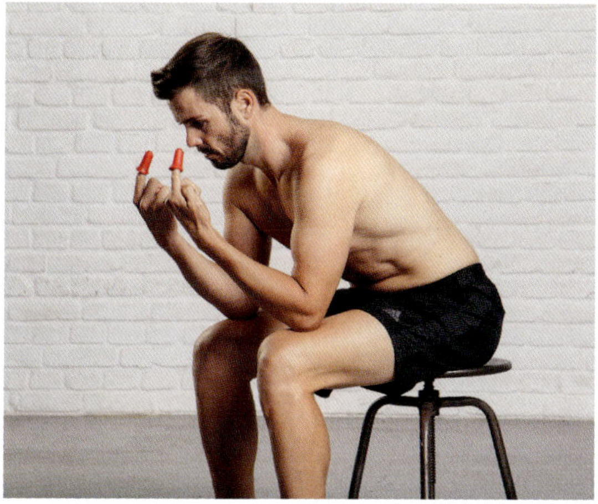

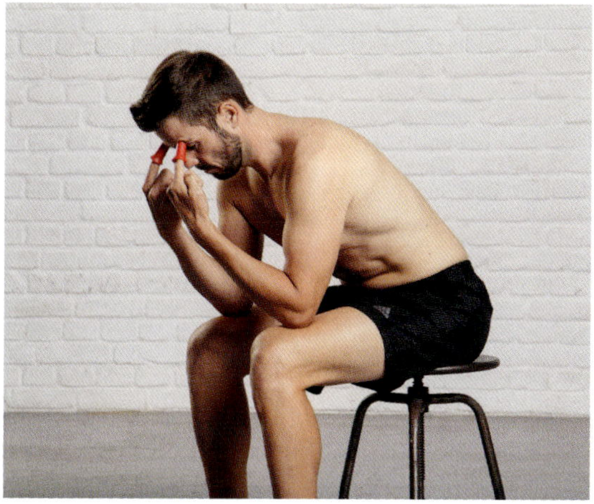

1 Setzen Sie sich auf einen Stuhl und nehmen Sie zwei kleine Cups wie Fingerhüte auf Ihre beiden Zeigefinger. Stützen Sie sich mit Ihren Ellenbogen auf Ihren Knien ab.

2 Beugen Sie Ihren Kopf nach vorn und legen ihn sanft mit der Mitte Ihrer Augenbrauen auf die Fingerhüte. Bleiben Sie ein bis drei Minuten tief entspannt in dieser Position.

Aufgepasst

Ihr Kopf liegt entspannt auf den Cups. Ihre Finger und Ihr Kopf lösen keinen Druck aus.

Warum

Im Mittelpunkt Ihrer Augenbrauen befinden sich kleine Vertiefungen. Das sind die Triggerpunkte für Kopfschmerzen, die von den Augen herrühren. Die Lösung dieser Punkte, verbunden mit der entspannten Ausgangsstellung, ist eine Wohltat zur Schmerzlinderung. Diese Übung ist auch gut gegen Schmerzen und bei Funktionsstörungen im Augenbereich sowie bei einem Gerstenkorn oder allgemein bei Einschränkungen der Sehfähigkeit einzusetzen.

DRUCKKOPFSCHMERZ LÖSEN

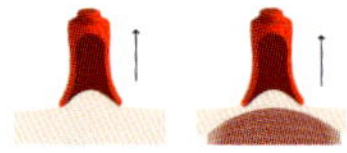

1 Setzen Sie sich aufrecht auf einen Stuhl. Platzieren Sie zwei kleine Cups vor Ihren Ohren. Ziehen Sie sanft die Außenkanten Ihrer Ohren fünfmal zur Seite.

2 Aus derselben Ausgangsposition ziehen Sie fünfmal Ihre Ohrläppchen nach unten.

Aufgepasst

Richten Sie Ihren Blick nach vorn. Die Cups sollten nicht länger als eine Minute auf dem Gesicht platziert sein. Sollten Sie anschließend gähnen, ist das eine positive Reaktion auf diese Übung.

Warum

Mit dem Ohrenziehen lösen Sie die faszialen Spannungen innerhalb Ihres Schädels und im äußeren Wangenbereich. Das kann eine Wohltat zur Entspannung und Befreiung Ihrer Kopfschmerzen sein. Diese Übung ist gut gegen Gesichts- und Ohrenschmerzen, Tinnitus, Hörstörungen und Trigeminusneuralgie geeignet.

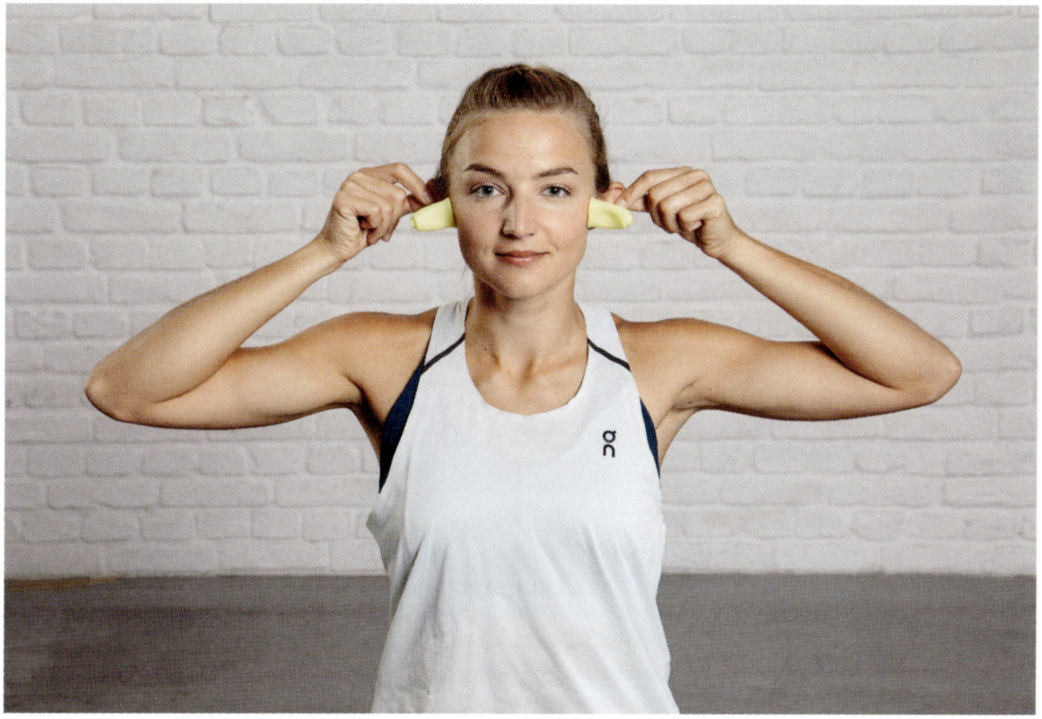

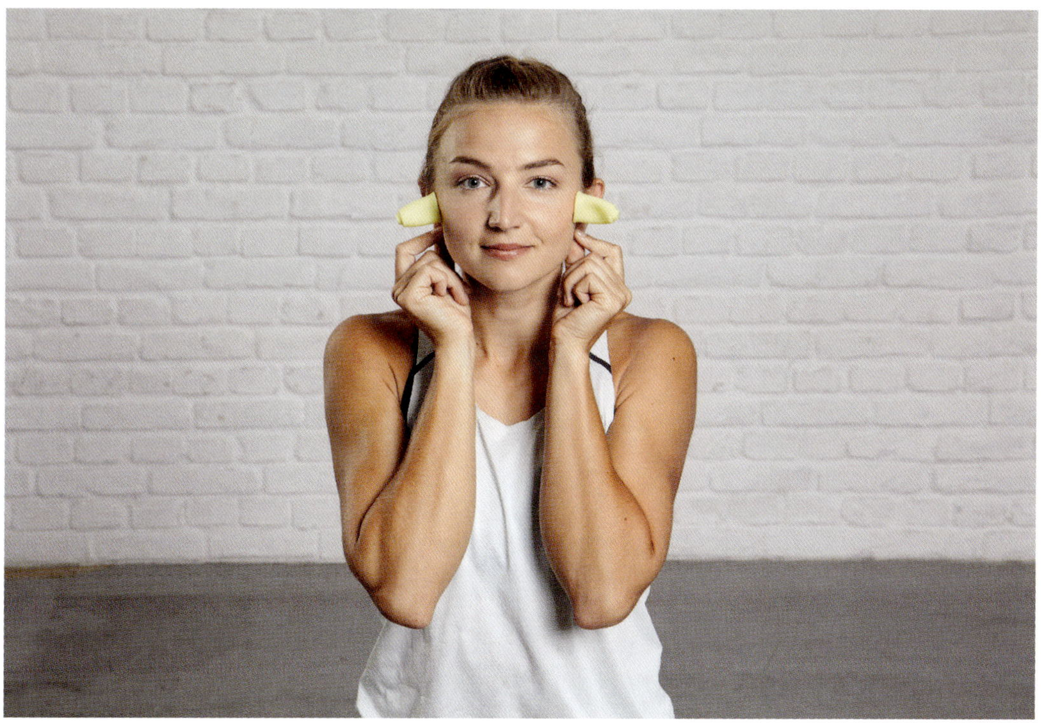

DEN MUND LOCKERN

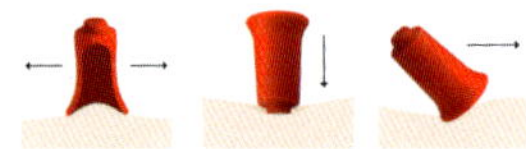

1 Setzen Sie sich aufrecht auf einen Stuhl und platzieren Sie den kleinen Cup neben Ihrem Mundwinkel.

2 Umrunden Sie Ihren Mund mit dem Cup. Gleiten Sie zuerst mit dem Cup unterhalb, dann oberhalb des Mundes entlang.

3 Wechseln Sie die Zugrichtung und gleiten Sie fünfmal in die entgegengesetzte Richtung.

Aufgepasst

Lassen Sie den Cup nicht länger als eine Minute kreisen. So vermeiden Sie Markierungen in Ihrem Gesicht.

Warum

Mit dem Gleiten lösen Sie myofasziale Spannungen im Mundbereich. Ihr Lächeln kann zurückkehren. Diese Übung ist zudem gut gegen CMD, Kiefer- und Kopfschmerzen und Trigeminusneuralgie.

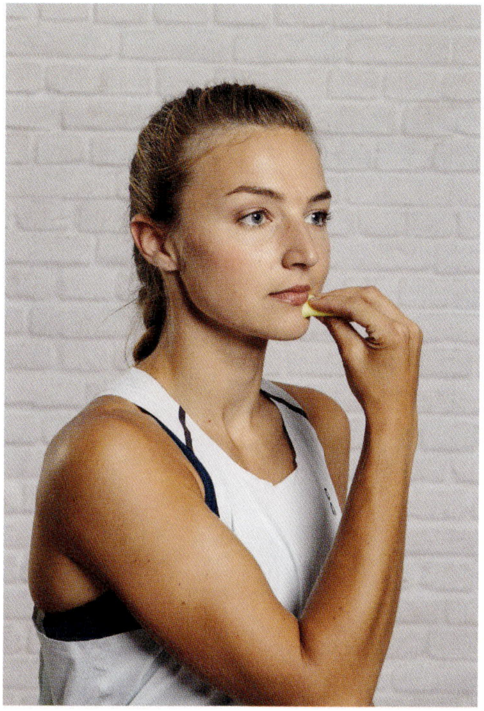

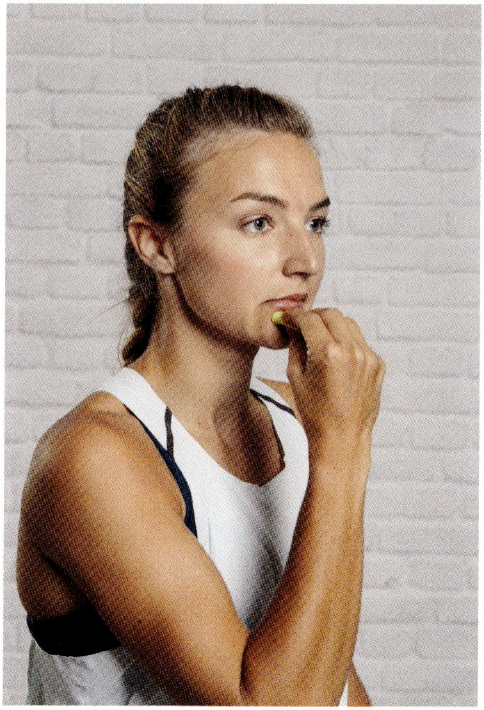

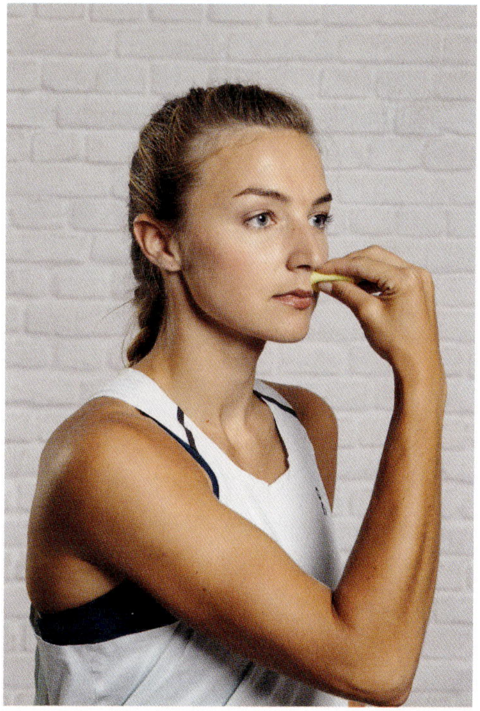

WANGEN BEFREIEN

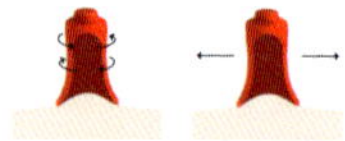

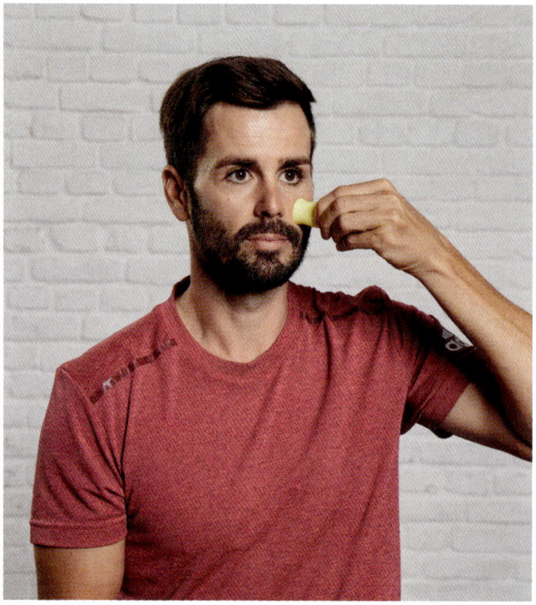

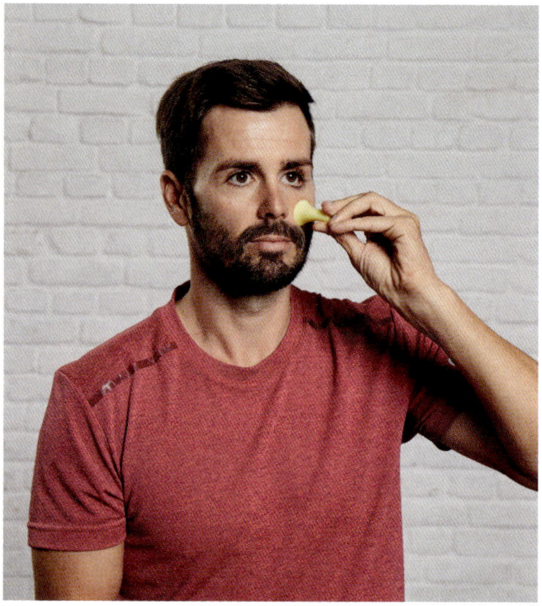

1 Platzieren Sie den kleinen Cup auf dem Mittelpunkt Ihrer linken Wange.

2 Drehen Sie mit Unterdruck den Cup fünfmal nach rechts und dann fünfmal nach links.

Aufgepasst

Üben Sie zunächst ganz sanft und beobachten Sie die leichte Rötung auf Ihrer Wange. Weniger ist oft mehr.

Warum

Im Wangenbereich sammeln sich häufig fasziale Verklebungen. Mit dieser Übung lösen Sie Ihre Wangenfaszien. Das ist auch gut gegen Gesichtsschmerzen, Entzündungen des Zahnfleischs und Trigeminusneuralgie.

DIE STIRN LOCKERN

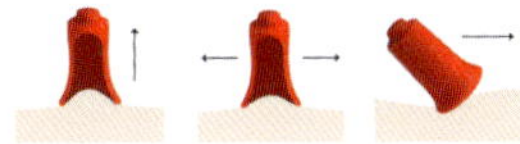

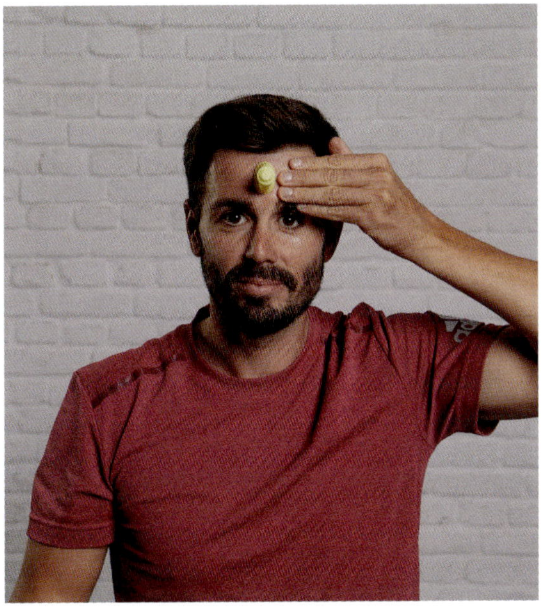

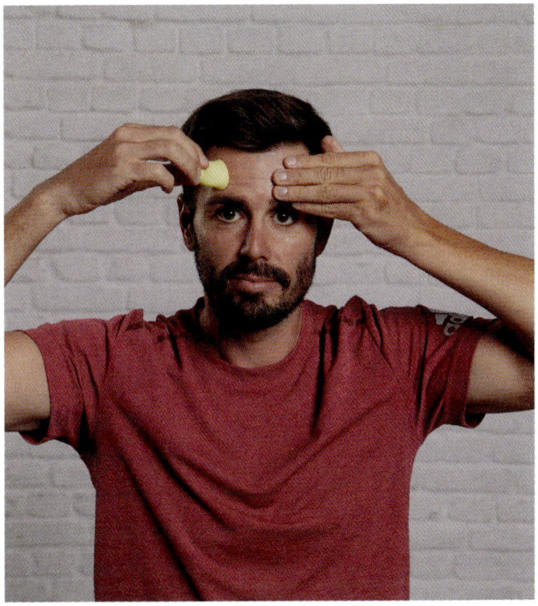

1 Setzen Sie sich aufrecht auf einen Stuhl. Platzieren Sie den kleinen Cup auf der Stirnmitte. Halten Sie mit Ihrer linken Hand die linke Stirnseite leicht fest.

2 Gleiten Sie mit dem Cup fünfmal zur rechten Außenseite Ihrer Stirn und wieder zurück.

Aufgepasst

Gleiten Sie sanft lösend über Ihre Stirn, üben Sie keinen Druck aus. Bleiben Sie mit Ihrer linken Hand konstant auf Ihrer Stirnmitte.

Warum

Häufig bilden sich im Stirnbereich Sorgen- oder Stressfalten. Diese weisen auf eine fasziale Verklebung hin. Mit dieser Übung lösen Sie die faszialen Veränderungen in Ihrem Stirnbereich wieder auf. Sie hilft außerdem gegen Stirnkopfschmerzen und Augenbeschwerden.

DIE GROSSE ENTSPANNUNG

1 Setzen Sie sich aufrecht auf einen Stuhl und stülpen Sie den kleinen Cup wie einen Fingerhut über Ihren rechten Zeigefinger. Suchen Sie den Mittelpunkt Ihres Kopfs. Er ist oft berührungsempfindlich und befindet sich mittig auf einer Verbindungslinie zwischen Ihren Ohrspitzen. Drücken Sie sanft mit der Spitze des Cups 30 Sekunden darauf.

2 Üben Sie dann jeweils 30 Sekunden Druck auf die sogenannten Kronenpunkte aus. Sie finden sie jeweils zwei Fingerbreit vor und hinter dem Mittelpunkt des Kopfes und entsprechend seitlich davon.

Aufgepasst

Halten Sie Ihren Kopf bei dieser Übung gerade und richten Sie Ihren Blick geradeaus.

Warum

Viele Arten von Kopfschmerzen, aber auch von Rückenschmerzen entstehen durch eine zu starke Faszienspannung an der sogenannten Kopfschwarte. Mit dieser Übung erreichen Sie eine spürbare Entkrampfung und Lösung im Kopfbereich und entlang Ihrer Wirbelsäule. Diese Übung hilft auch gut gegen stressbedingten Kopfdruck, Clusterkopfschmerz, Kopf- und Rückenschmerzen sowie allgemein gegen Verkrampfungen im gesamten Körper.

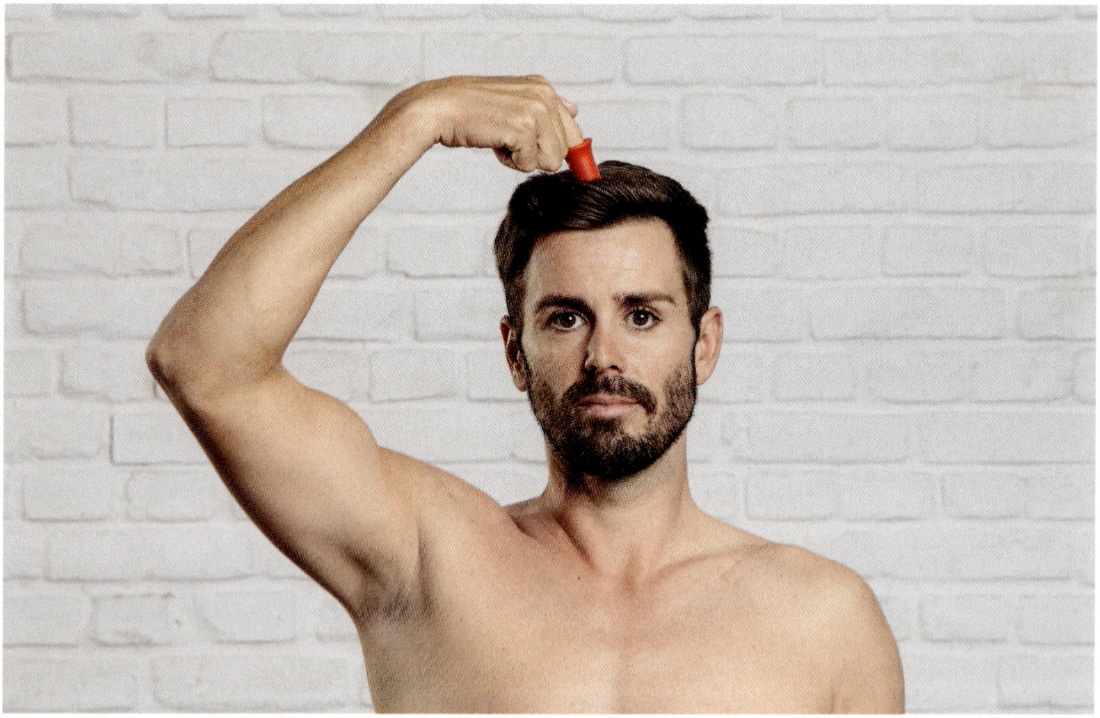

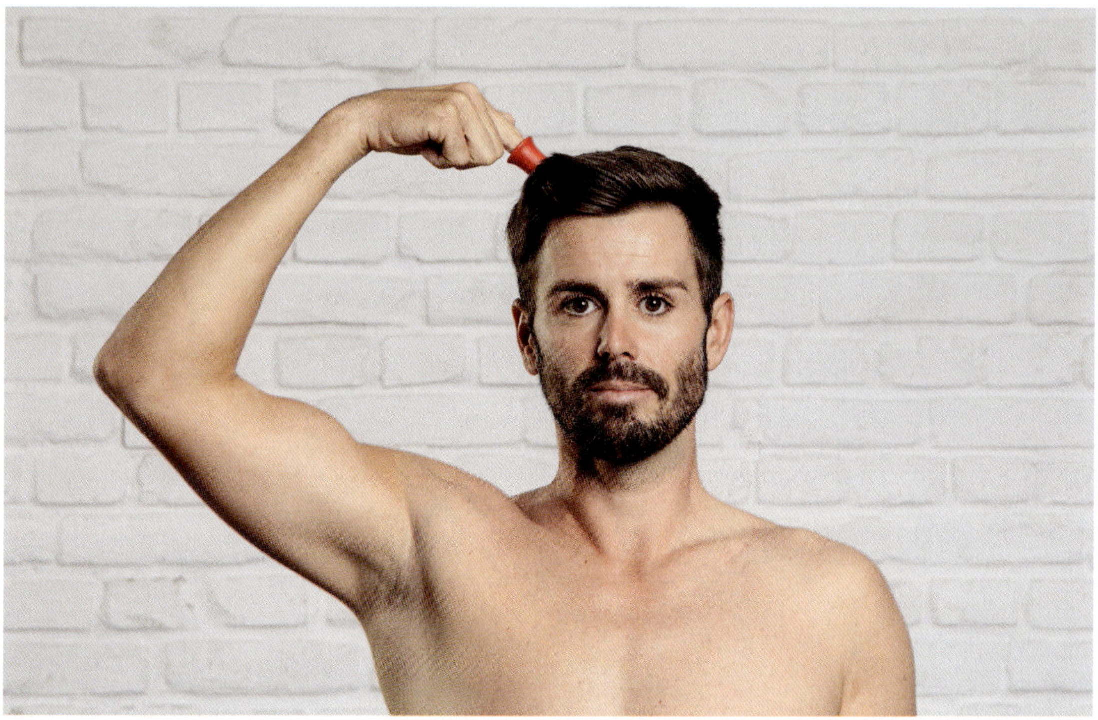

DEN MUND GESCHMEIDIG MACHEN

1 Öffnen Sie den Mund und legen Sie den kleinen Cup mit Ihrer rechten Hand auf Ihre untere Zahnreihe links. Die Cup-Öffnung zeigt nach vorn.

2 Schließen Sie den Mund und spüren Sie den Kontakt Ihrer Zähne auf dem Cup.

3 Schließen Sie die Lippen. Machen Sie zehnmal eine Kaubewegung. Entfernen Sie den Cup wieder.

Aufgepasst

Die Kaubewegung sollte leicht und flüssig erfolgen.

Warum

Zum reibungslosen Öffnen und Schließen des Munds ist eine gute Beweglichkeit im Kiefergelenk erforderlich. Diese Übung mobilisiert Ihr linkes Kiefergelenk durch einen leichten Zug aus der eingeschränkten Position. Sie löst die fasziale Struktur rund um das Gelenk. Sie werden anschließend Ihren Mund spürbar weiter öffnen können. Die Übung ist auch gut gegen CMD, Tinnitus und Kieferöffnungsstörungen.

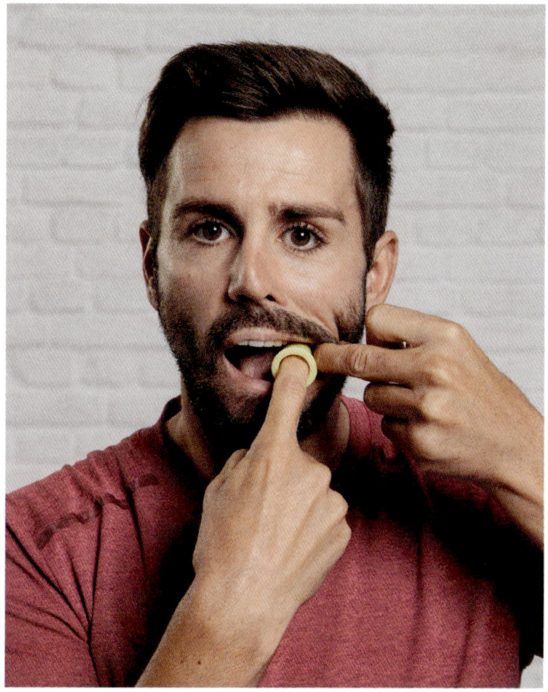

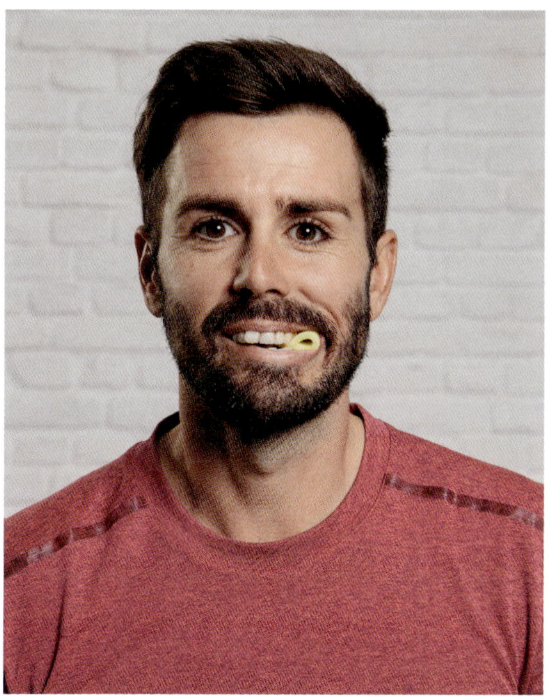

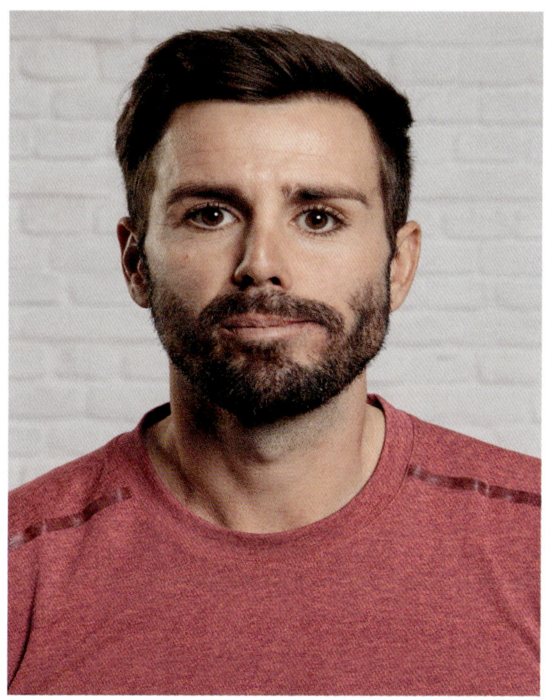

DEN KIEFER LÖSEN

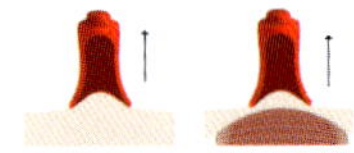

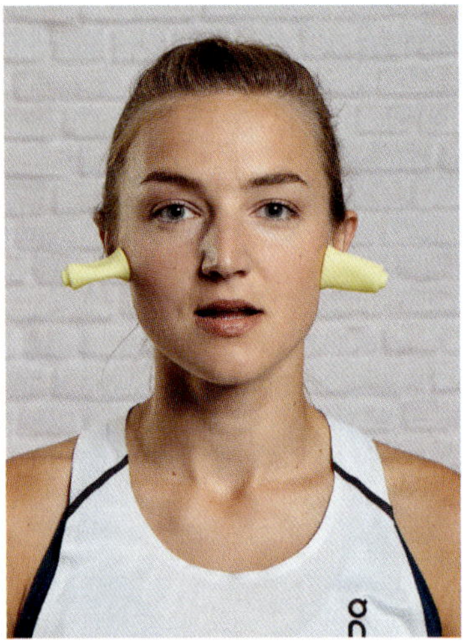

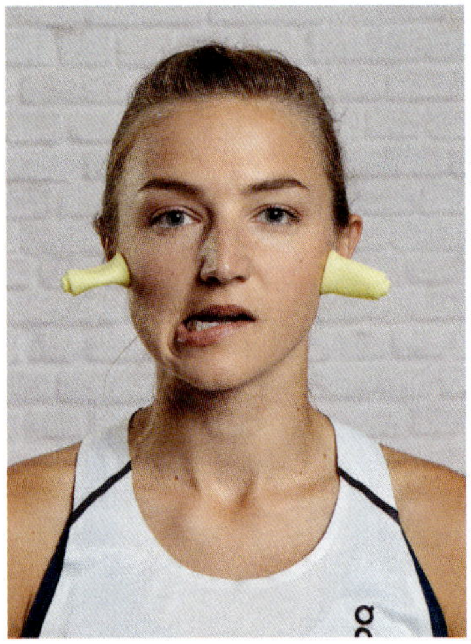

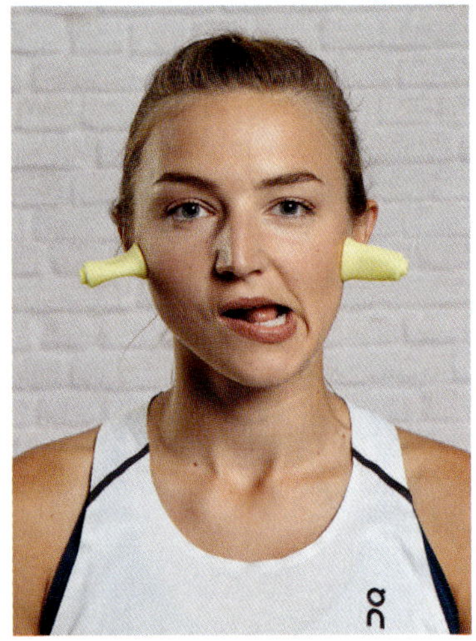

1 Setzen Sie zwei kleine Cups seitlich auf Ihre Kiefergelenke. Öffnen Sie Ihren Mund ein wenig. Verschieben Sie zehnmal mit leicht geöffnetem Mund Ihren Unterkiefer vor und zurück.

2 Verschieben Sie dann zehnmal Ihren Unterkiefer nach rechts.

3 Verschieben Sie danach zehnmal Ihren Unterkiefer nach links.

Aufgepasst

Öffnen Sie den Mund nicht zu weit, das würde Ihr Kiefergelenk bei der Übung einschränken.

Warum

Mit dieser Übung lösen Sie die äußeren faszialen Strukturen an Ihrem Kiefergelenk. Spüren Sie anschließend die Befreiung? Diese Übung eignet sich auch gut gegen CMD, Kiefer- und Kaustörungen sowie Schmerzen im Gesicht.

DIE KAUMUSKELN LÖSEN

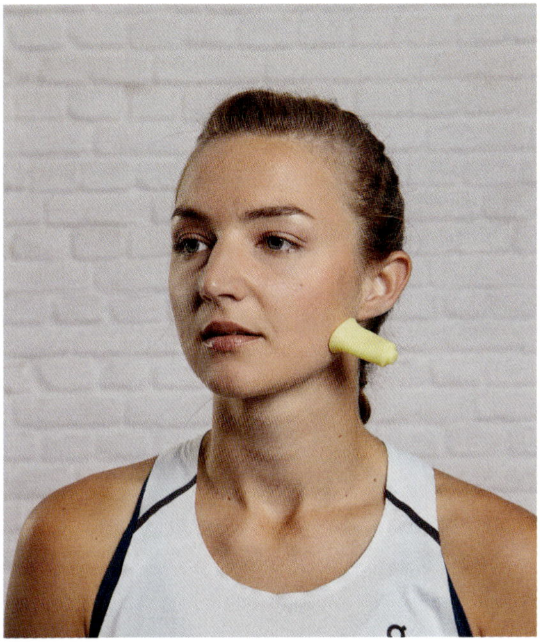

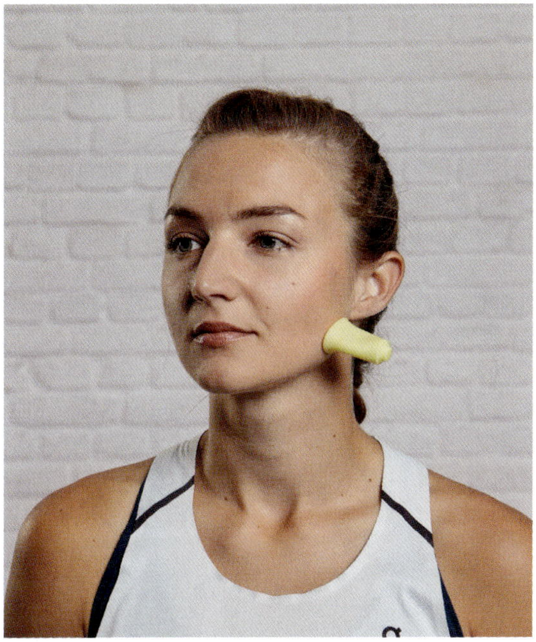

1 Setzen Sie die kleinen Cups auf den Triggerpunkt Ihres Masseters, Ihres Kaumuskels, am unteren Kieferwinkel.

2 Machen Sie zehn kräftige Kaubewegungen.

Aufgepasst

Ihr Mund bleibt bei der Übung geschlossen.

Warum

Häufig sind – stressbedingt – durch Fehlbiss oder Störungen des Kiefergelenks fasziale Verspannungen im Kaumuskel festzustellen. Mit dieser Übung lösen Sie diese Verspannungen wieder auf. Sie hilft auch gut gegen CMD, Tinnitus oder Probleme am Kiefer beim Öffnen des Munds.

KIEFERVERSPANNUNGEN LÖSEN

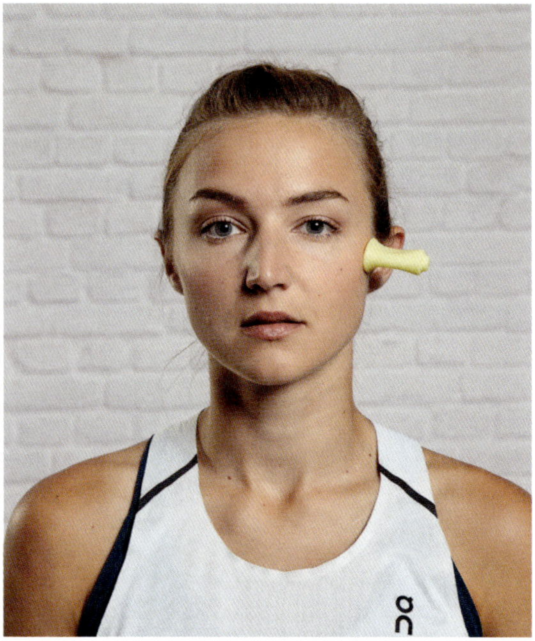

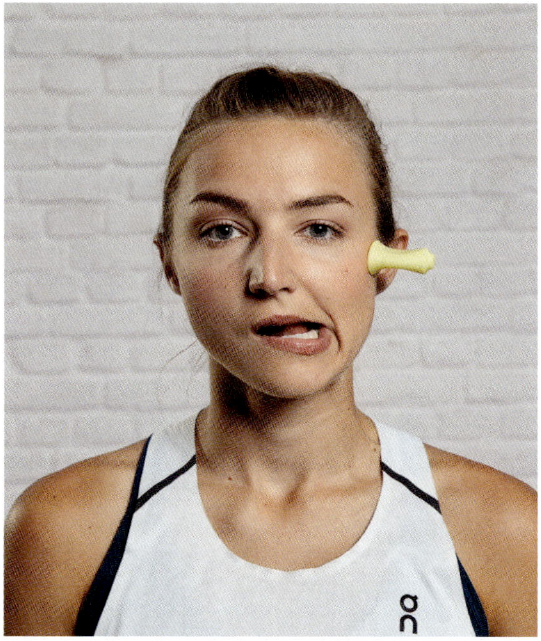

1 Platzieren Sie den kleinen, weichen Cup auf dem Triggerpunkt des linken Pterygoideus, des Kau- und Flügelmuskels. Ihre Lippen bleiben geschlossen.

2 Verschieben Sie Ihren Unterkiefer zehnmal nach links.

Aufgepasst

Ihr Mund bleibt locker, ohne dass Sie Ihre Zähne zusammenbeißen.

Warum

Mit dieser Übung lösen Sie fasziale Verspannungen der Triggerpunkte im Kau- und Flügelmuskel auf. Das hilft auch gegen Kaustörungen, Schluckbeschwerden oder Halsschmerzen.

ZUNGENLÖSER

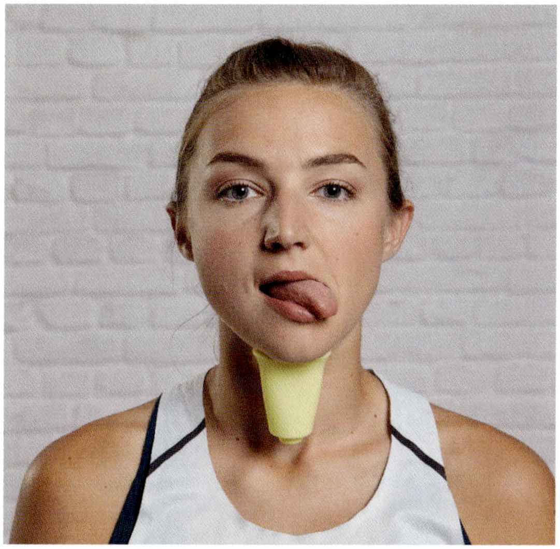

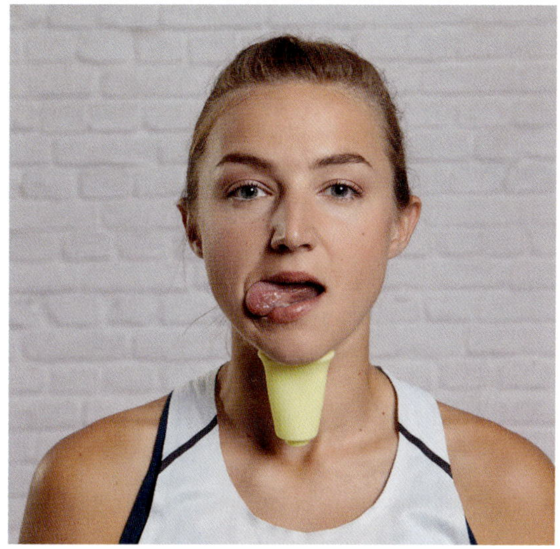

1 Platzieren Sie den großen Cup auf dem Triggerpunkt des *Musculus digastricus*, des Zungenmuskels unter Ihrem Kinn, und öffnen Sie den Mund. Strecken Sie Ihre Zunge zehnmal so weit wie möglich vor und schieben Sie sie nach links unten und wieder in den Mund zurück.

2 Strecken Sie zehnmal Ihre Zunge diagonal nach rechts unten. Diese Beispiele sind nur ein Vorschlag von vielen Möglichkeiten. Sie können Ihre Zunge genauso gut vor und zurück oder diagonal in verschiedene Richtungen bewegen.

Aufgepasst

Der Mund sollte dabei nicht maximal geöffnet werden.

Warum

Mit dieser Übung lösen Sie fasziale Verspannungen am Mundboden und an der vorderen Halsmuskulatur. Sie eignet sich auch gut gegen Schluckbeschwerden, Halsschmerzen oder Schmerzen an den unteren Schneidezähnen.

DIE DREHBEWEGUNG LÖSEN

1 Setzen Sie sich aufrecht auf einen Stuhl. Platzieren Sie zwei kleine Cups auf die Triggerpunkte des *Musculus splenius capitis* unterhalb Ihres Schädelknochens, jeweils rechts und links neben der Halswirbelsäule. Richten Sie Ihren Blick Richtung Boden zu Ihren Fußspitzen. Drehen Sie den Kopf nach rechts und folgen Sie der Bewegung mit Ihren Augen.

2 Drehen Sie den Kopf nach links und folgen Sie der Bewegung erneut mit Ihren Augen. Führen Sie die Übung zehnmal aus.

Aufgepasst

Üben Sie langsam und halten Sie konstant den Blick nach unten gerichtet.

Warum

Die obere Halswirbelsäule wird auch als Kopfgelenk bezeichnet und ist für die Rotation zuständig. Hier findet die Kopfdrehung statt. Mit dieser Übung verbessern Sie Ihre Rotationsfähigkeit und lösen die faszialen Verklebungen rund um die Kopfgelenke. Diese Übung ist auch gut gegen Kopfschmerzen, Rotationsblockaden, Tinnitus, Schwindel oder Beschwerden am Ohr.

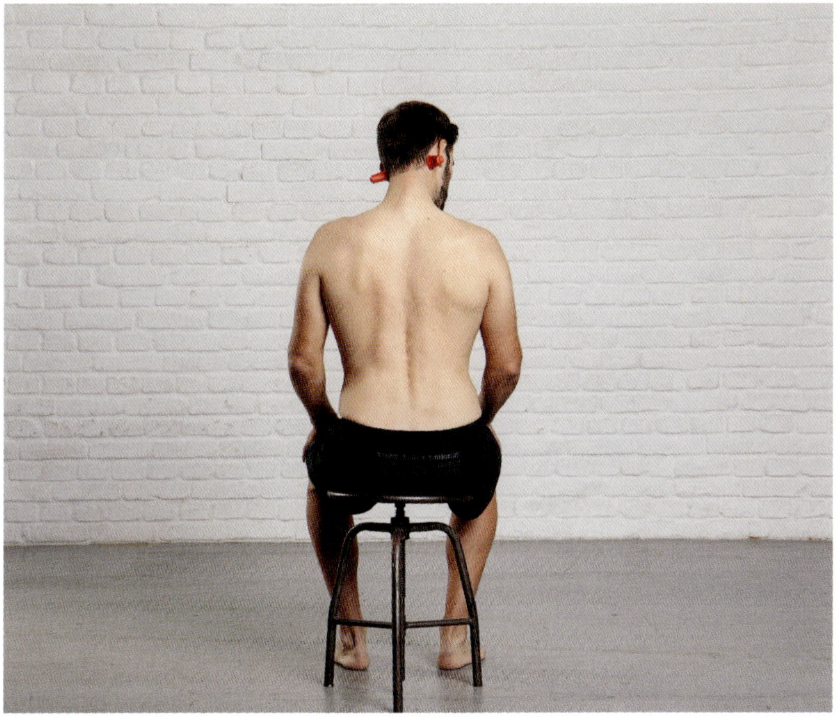

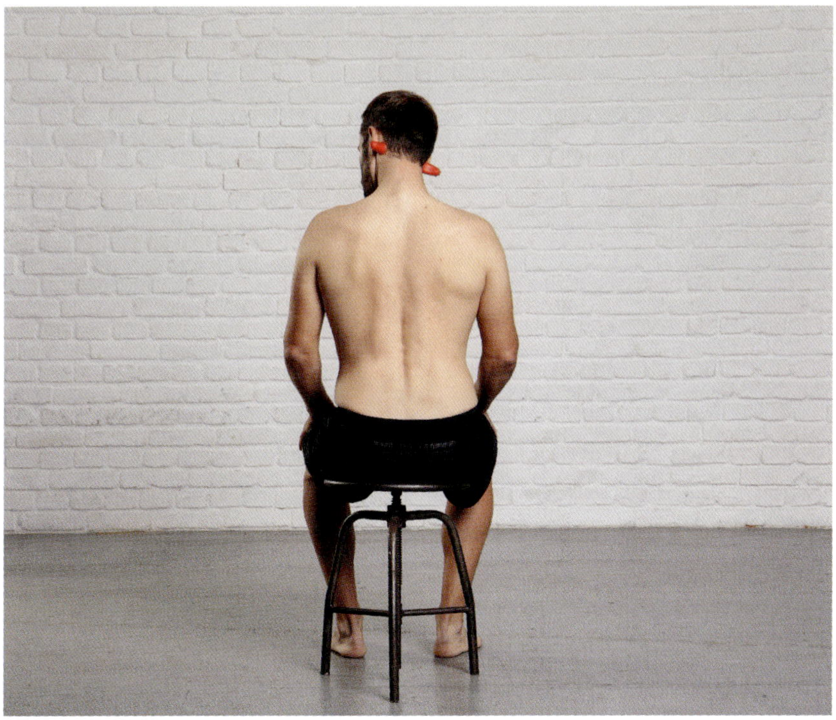

HULDVOLL NICKEN

1 Setzen Sie sich aufrecht auf einen Stuhl. Platzieren Sie zwei kleine Cups auf die Triggerpunkte des *Musculus splenius capitis* unterhalb des Schädelknochens neben Ihre Halswirbelsäule. Drehen Sie Ihren Kopf waagerecht nach links. Ihr Blick folgt der Bewegung.

2 Machen Sie zehnmal eine kleine, huldvolle Nickbewegung nach unten und kehren Sie wieder in die Ausgangsstellung zurück.

Aufgepasst

Die Nickbewegung geht ausschließlich nach unten und wieder zurück. Bitte nicht nach oben blicken.

Warum

Die obere Halswirbelsäule wird auch als Kopfgelenk bezeichnet und ist für die Rotation zuständig. Hier findet die Kopfdrehung statt. Mit dieser Übung verbessern Sie Ihre Rotationsfähigkeit und lösen die faszialen Verklebungen rund um die Kopfgelenke. Die Übung eignet sich auch gegen Kopfschmerzen, Rotationsblockaden, Tinnitus, Schwindel oder Ohrbeschwerden.

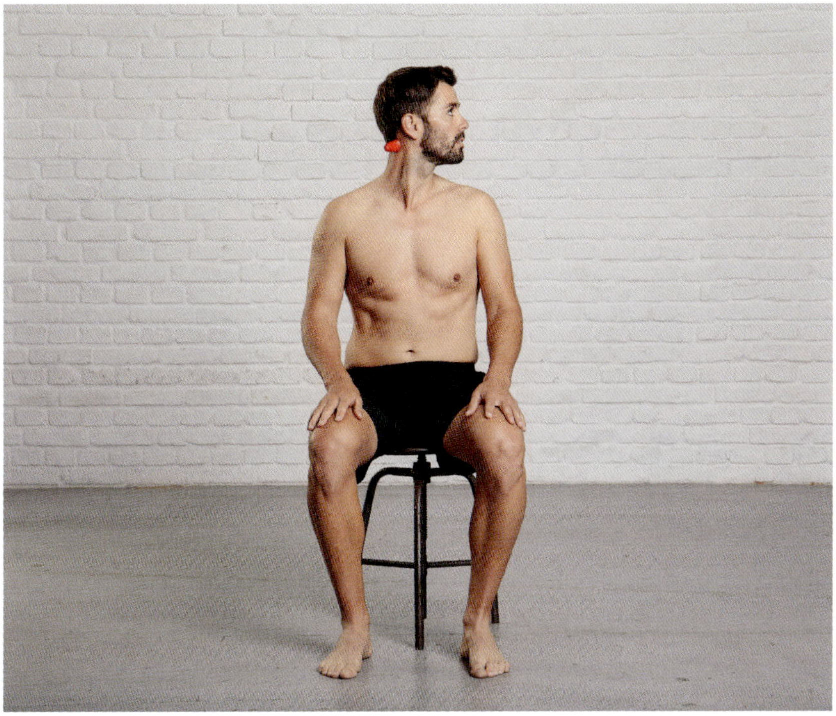

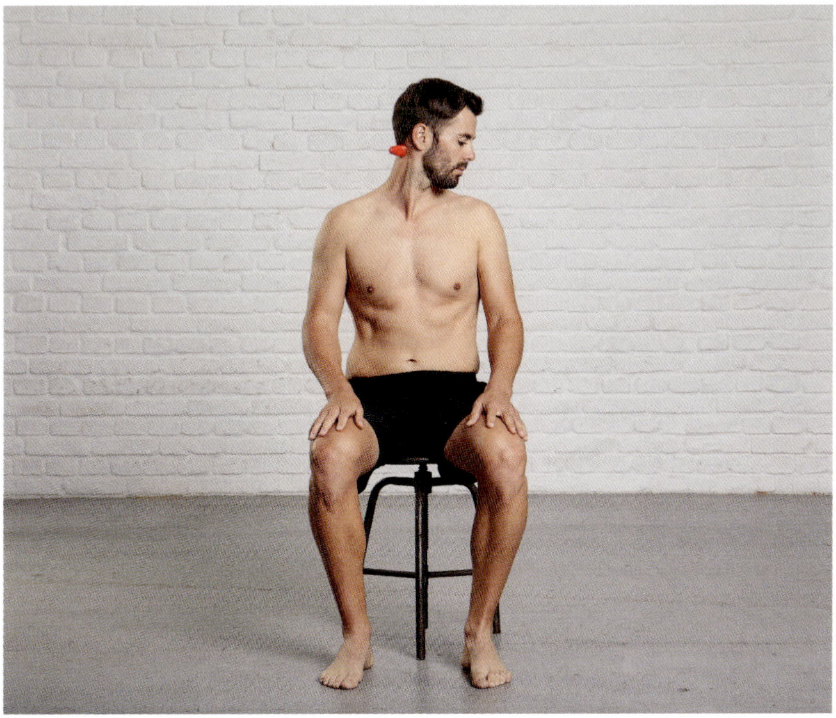

DIE KOMPLEXE LÖSUNG

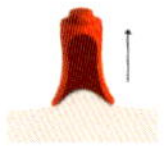

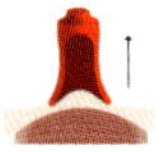

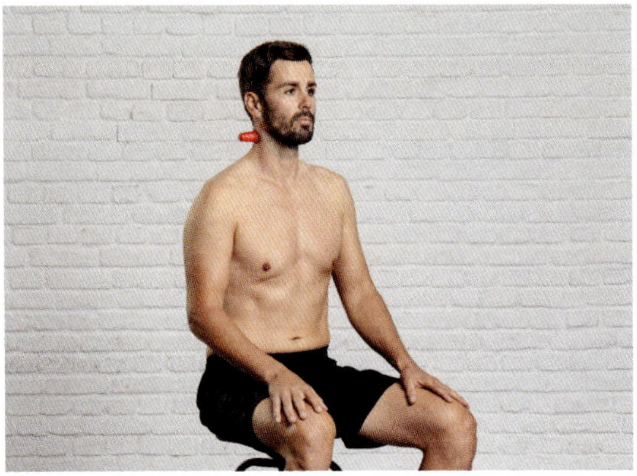

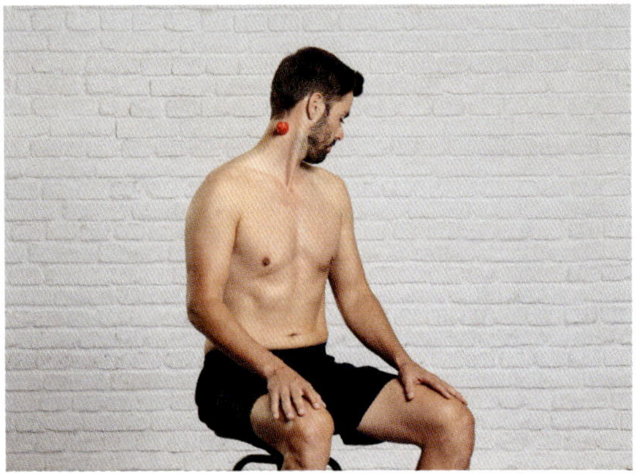

1 Setzen Sie sich aufrecht auf einen Stuhl. Platzieren Sie einen kleinen Cup seitlich rechts neben Ihrer mittleren Halswirbelsäule. Ihr Blick ist nach vorn gerichtet.

2 Schauen Sie neben Ihr linkes Knie. Ihr Kopf bewegt sich entsprechend Ihrer Blickwendung. Kommen Sie in die Ausgangsstellung zurück. Wiederholen Sie die Übung zehnmal.

Aufgepasst

Überdrehen Sie den Kopf bei der Übung nicht, es ist nur eine kleine Bewegung.

Warum

Die mittlere Halswirbelsäule ist für die komplexen Bewegungsabläufe Ihrer Halswirbelsäule zuständig. Mit dieser Übung lösen Sie etwaige Bewegungseinschränkungen wieder auf und lösen spürbar die verfestigten faszialen Strukturen in diesem Bereich. Sie ist gut gegen Blockaden in der Halswirbelsäule, bei Kopf- und Nackenschmerzen oder Uncovertebralarthrose geeignet.

DIE VORDEREN HALSMUSKELN LÖSEN

1 Setzen Sie sich aufrecht auf einen Stuhl. Legen Sie Ihren rechten Daumen mit seiner Außenseite flach auf Ihr linkes Schlüsselbein, die übrige Hand liegt locker auf dem oberen Brustkorb. Richten Sie Ihren Blick nach rechts, nach hinten und nach oben. Spüren Sie die Dehnung im vorderen Halsbereich. Platzieren Sie den Cup oberhalb Ihres Daumens auf die gedehnte Faszie.

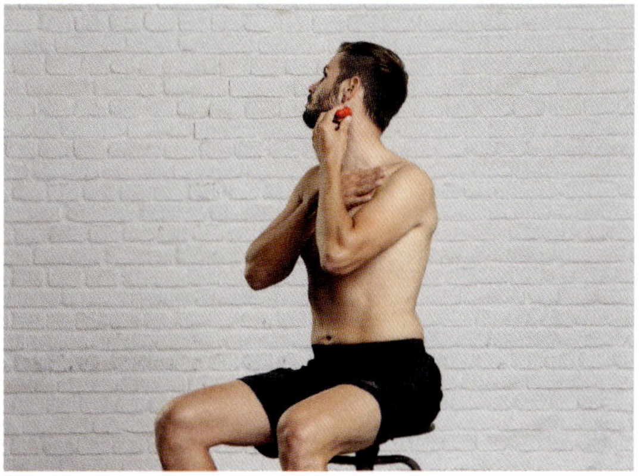

2 Gleiten Sie an der gedehnten Faszie entlang bis unterhalb Ihrer Kinnpartie. Das Ganze sollte zehnmal auf und ab ausgeführt werden.

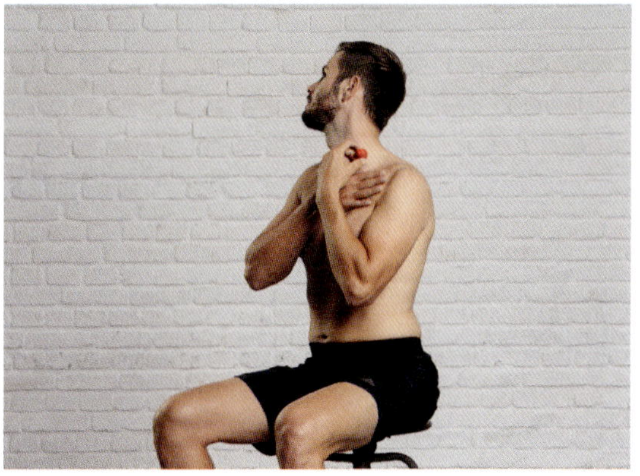

Aufgepasst

Cuppen Sie nicht auf dem Schluckknorpel, Ihrem Adamsapfel.

Warum

Im vorderen und seitlichen Bereich Ihres Halses liegt der sogenannte Hautmuskel, das Platysma. Er verbindet den Brustkorb mit den Wangen. Wenn man sich erschreckt und dadurch die Mimik anspannt, verspannt dieser Muskel. Mit dieser Übung lösen Sie etwaige fasziale Veränderungen. Sie hilft auch bei Verspannungen der Mimik sowie bei Kiefer- und Mundwinkelfehlstellungen.

KOPFUMWENDER

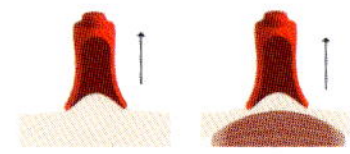

1 Setzen Sie sich aufrecht auf einen Stuhl. Neigen Sie Ihren Kopf zur rechten Seite. Spüren Sie mit Ihrer linken Hand den vorspringenden Kopfwendemuskel und platzieren Sie den kleinen Cup mittig auf dem Triggerpunkt des *Musculus sternocleidomastoideus*.

2 Richten Sie Ihren Blick neben Ihr linkes Knie. Wiederholen Sie zehnmal die Blickwendung und atmen Sie dabei ruhig ein und aus.

Aufgepasst

Ihr Kopf bleibt während der gesamten Übung in der seitlichen Neigeposition.

Warum

Der Kopfwendemuskel kann sich durch Körperasymmetrien und falsche Bewegungsmuster verändern. Mit dieser Übung regulieren Sie die myofasziale Spannung. Sie eignet sich auch gut gegen Atemstörungen, Lagerungsschwindel und Gleichgewichtsstörungen.

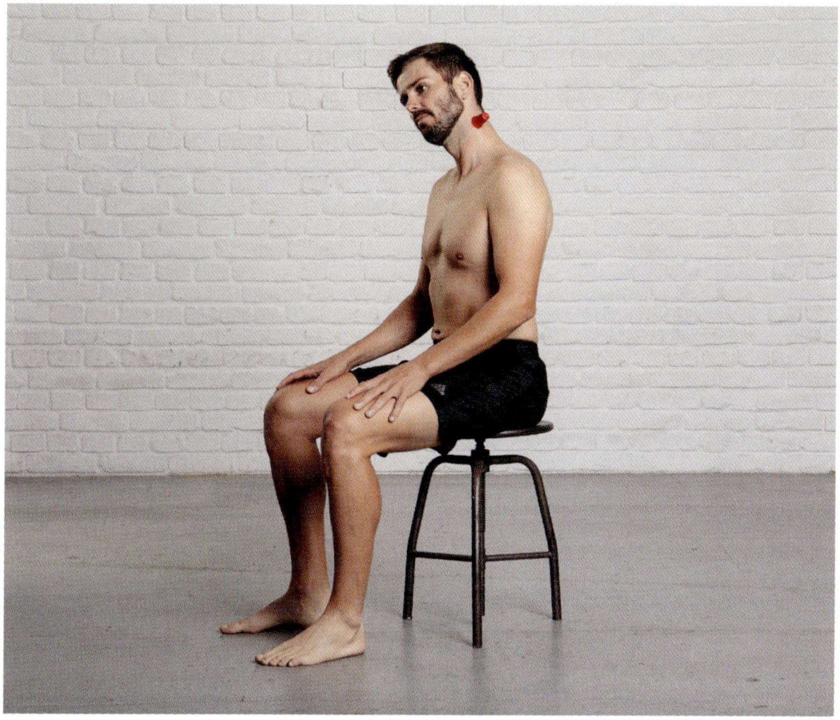

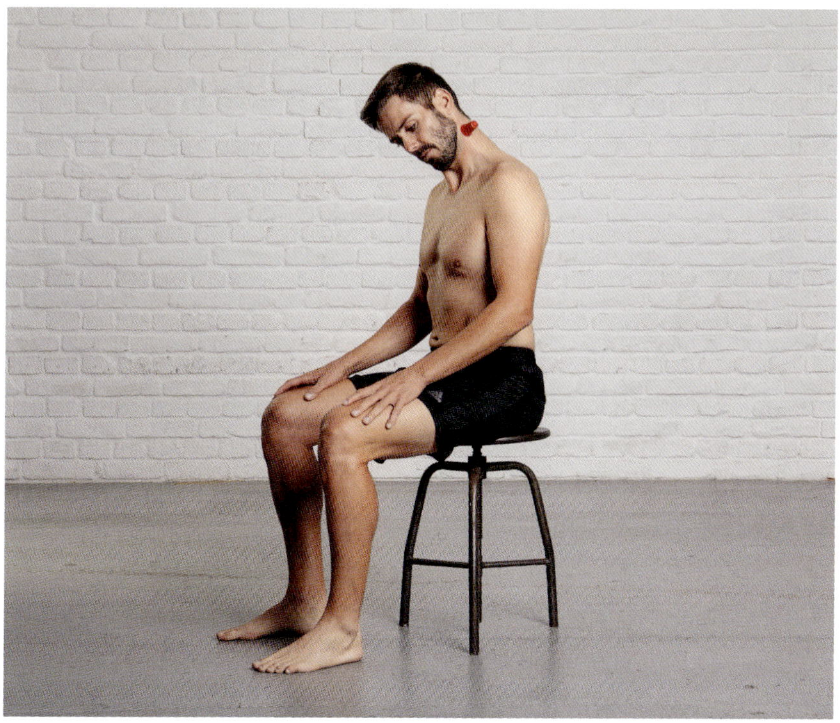

DEN NACKEN ENTKRAMPFEN

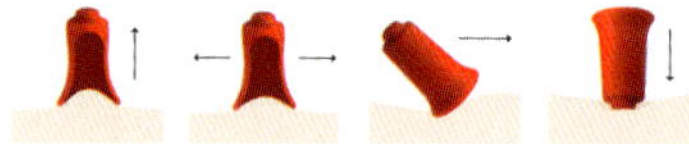

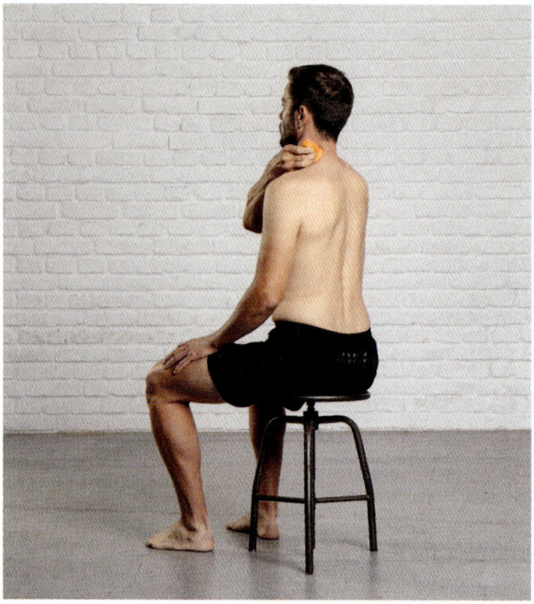

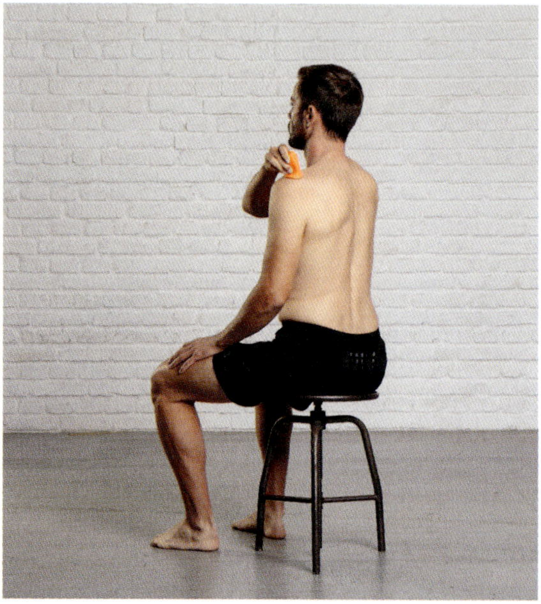

1 Setzen Sie sich aufrecht auf einen Stuhl. Ihr Kopf ist leicht nach vorn rechts geneigt. Platzieren Sie mit Ihrer rechten Hand den großen Cup auf dem Nackenmuskel unterhalb Ihres linken Schädelknochens.

2 Gleiten Sie zehnmal mit dem Cup langsam in Richtung Ihrer linken Schulter und wieder zurück zum Schädelknochen.

Aufgepasst

Achten Sie auf Ihre Kopfposition. Legen Sie den Kopf nicht in den Nacken und schauen Sie dem Cup nicht nach.

Warum

Mit diesem Gleiten lösen Sie den Nackenbereich sanft und nachhaltig. Die Übung ist auch hilfreich bei Kopf- und Nackenschmerzen, Handynacken und Schulterbeschwerden.

DEN NACKEN LÖSEN

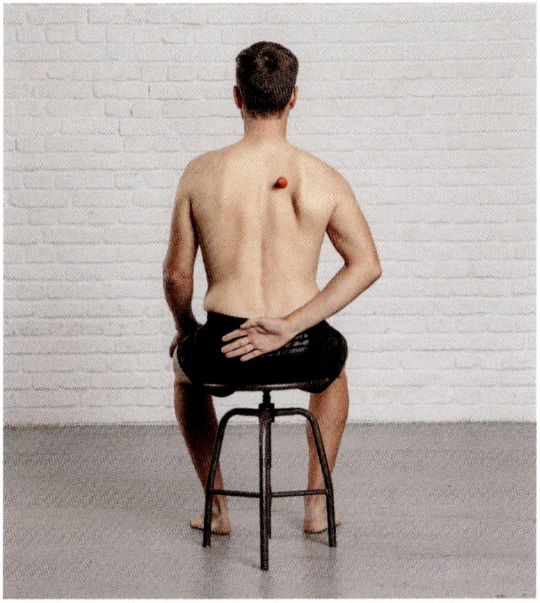

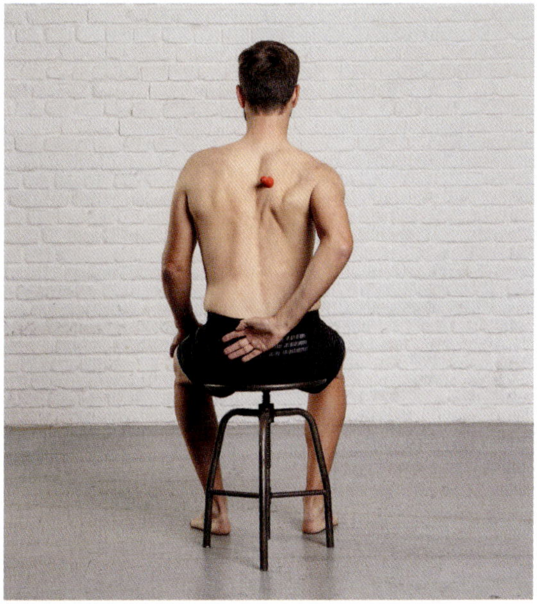

1 Setzen Sie sich aufrecht auf einen Stuhl. Platzieren Sie den kleinen Cup auf dem Triggerpunkt des *Musculus trapezius*, rechts mittig zwischen Schulterblatt und Wirbelsäule. Legen Sie Ihre rechte Hand auf Ihr Becken.

2 Bewegen Sie zehnmal Ihren rechten Ellenbogen weit nach hinten zurück und wieder nach vorn.

Aufgepasst

Ihr Blick ist geradeaus gerichtet. Der Schultergürtel ist entspannt.

Warum

Über die Schulterblattbewegung lösen Sie den Nackenmuskel. Diese Übung ist ebenfalls gut gegen Nacken- und Kopfschmerzen, Schulterbeschwerden oder eine Schulterblattfehlstellung.

DREHMOBILISATION DER HALSWIRBELSÄULE

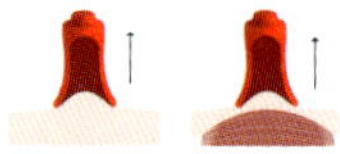

1 Setzen Sie sich aufrecht auf einen Stuhl. Platzieren Sie zwei kleine Cups rechts und links auf die Triggerpunkte des *Musculus levator scapulae*, neben Ihre Dornfortsätze am Übergang von der Hals- zur Brustwirbelsäule (diese Stelle spielt beim sogenannten Witwenbuckel eine wichtige Rolle). Breiten Sie Ihre Arme waagerecht zur Seite aus. Drehen Sie Ihren rechten Handteller nach hinten und schauen Sie in diese Richtung. Ihre linke Hand drehen Sie mit dem Handteller nach oben.

2 Wenden Sie jetzt zehnmal die Hand- und die Blickrichtung. Nun zeigt der linke Handteller nach hinten, der Blick geht ebenfalls nach links. Der rechte Handteller zeigt dabei nach oben.

Aufgepasst

Beide Arme sind gleichermaßen waagerecht zu halten. Der Schultergürtel bleibt locker.

Warum

Mit dieser Rotationsmobilisation verbessern Sie die seitliche Neigefähigkeit Ihrer Halswirbelsäule. Sie lösen, oft geräuschvoll unter Knirschen, die faszialen Verklebungen im Nackenbereich. Diese Übung eignet sich auch gut gegen Blockaden im Übergangsbereich von der Hals- zur Brustwirbelsäule, bei Bewegungseinschränkungen, Nackenschmerzen oder beim Schulter-Arm-Syndrom.

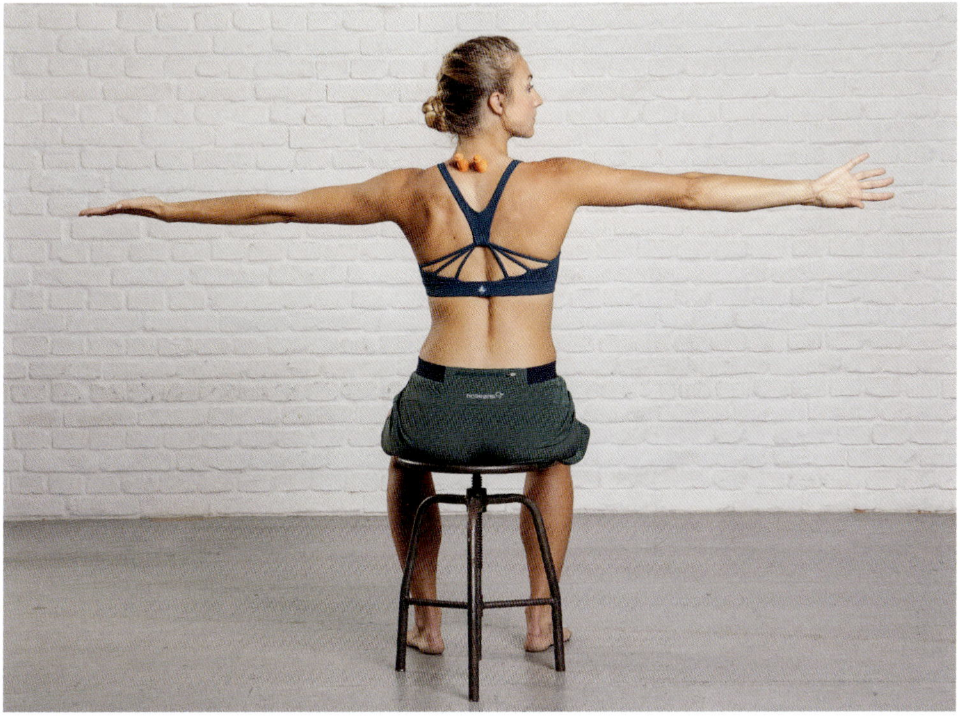

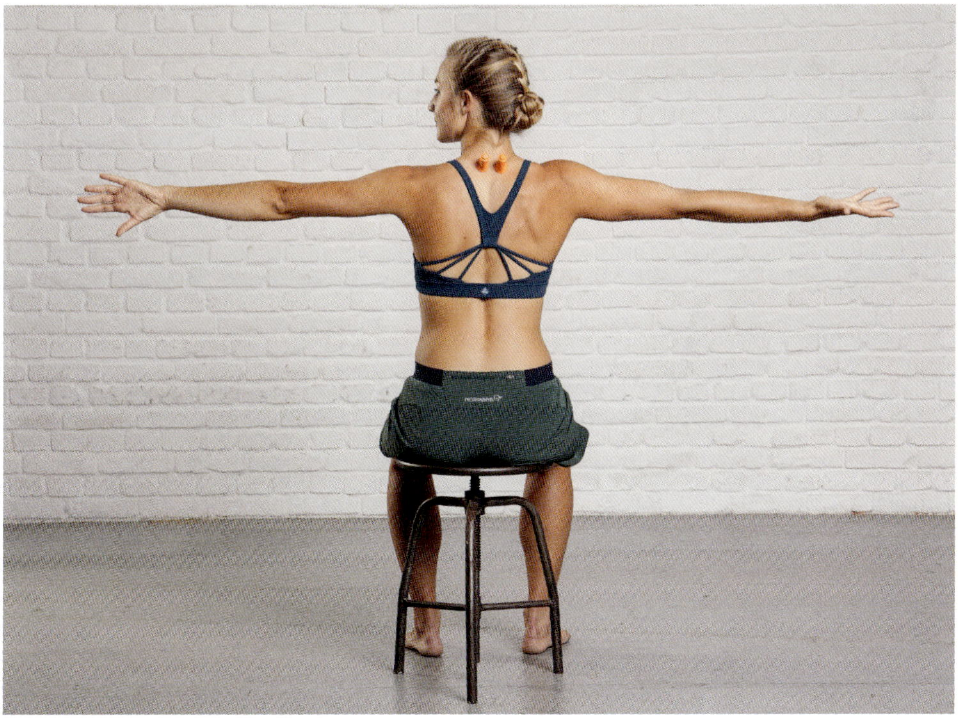

KINN IN

1 Setzen Sie sich aufrecht auf einen Stuhl. Platzieren Sie zwei kleine Cups, wie bei der Drehmobilisation, rechts und links auf die Triggerpunkte des *Musculus levator scapulae* neben Ihre Dornfortsätze im Übergang von der Hals- zur Brustwirbelsäule. Ihr Kopf ist in seiner Lieblingsposition, leicht vor der Schulter stehend.

2 Ziehen Sie Ihre Kinnspitze wie auf einer waagerechten Schiene zurück. Der Blick ist geradeaus gerichtet.

Aufgepasst

Behalten Sie die waagerechte Position und blicken Sie nicht anderswohin.

Warum

Mit dieser Wirbelsäulenmobilisation verbessern Sie die seitliche Neigefähigkeit Ihrer Halswirbelsäule. Sie lösen, oft geräuschvoll, die faszialen Verklebungen im Nackenbereich. Die Übung ist auch gut gegen Blockierungen des CTÜ, des cervicothorakalen Übergangs, bei Bewegungseinschränkungen, Nackenschmerzen oder beim Schulter-Arm-Syndrom geeignet.

Expertentipp

Eines der besten Mittel gegen den Handynacken ist eine gute Handyhygiene. Planen Sie konkrete Handyzeiten ein und legen Sie, sofern es beruflich möglich ist, immer wieder längere Handypausen ein.

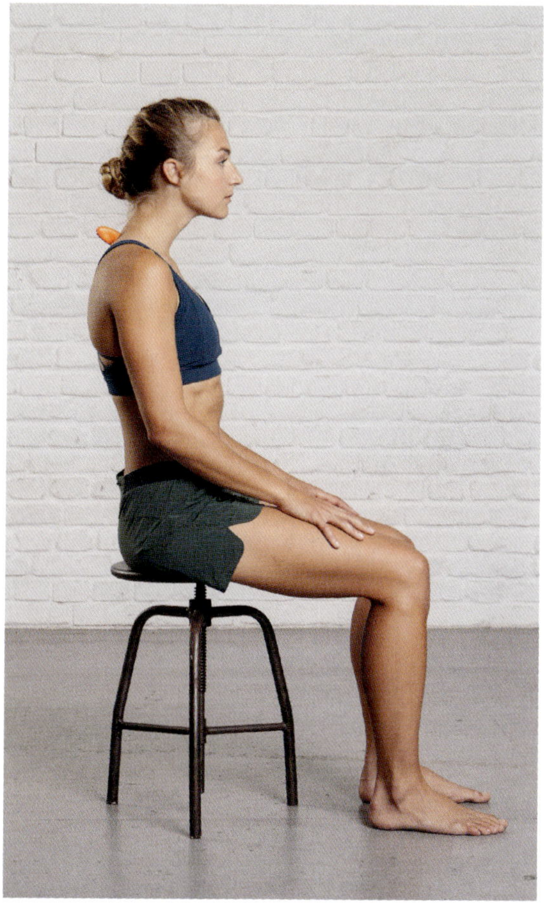

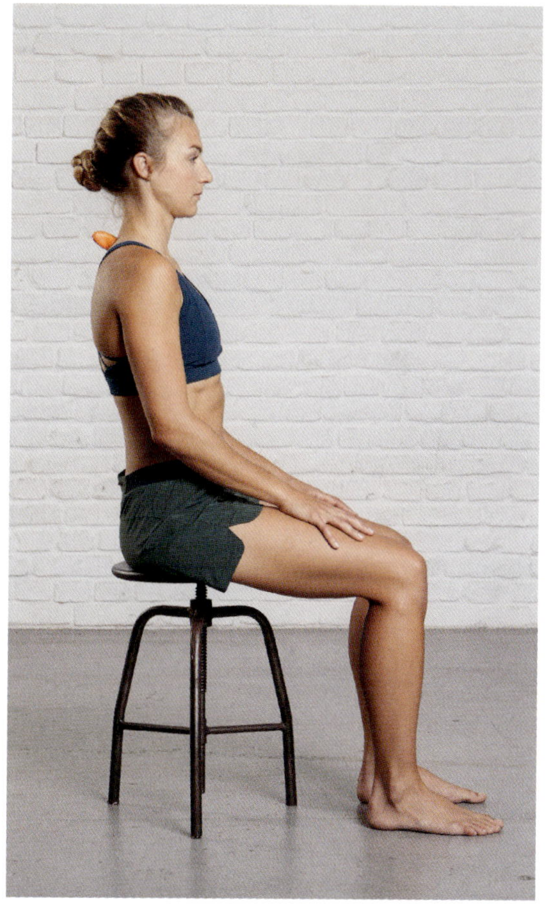

SCHULTER, ARME, ELLENBOGEN UND HÄNDE

Schwingen Sie sich auf zu neuen Bewegungsmöglichkeiten. Die Schultern werden federleicht und beweglich, die Ellenbogen sind geschmeidig und die Hände mobil. Mausarm, Tennisellenbogen oder ein WhatsApp-Daumen müssen nicht sein.

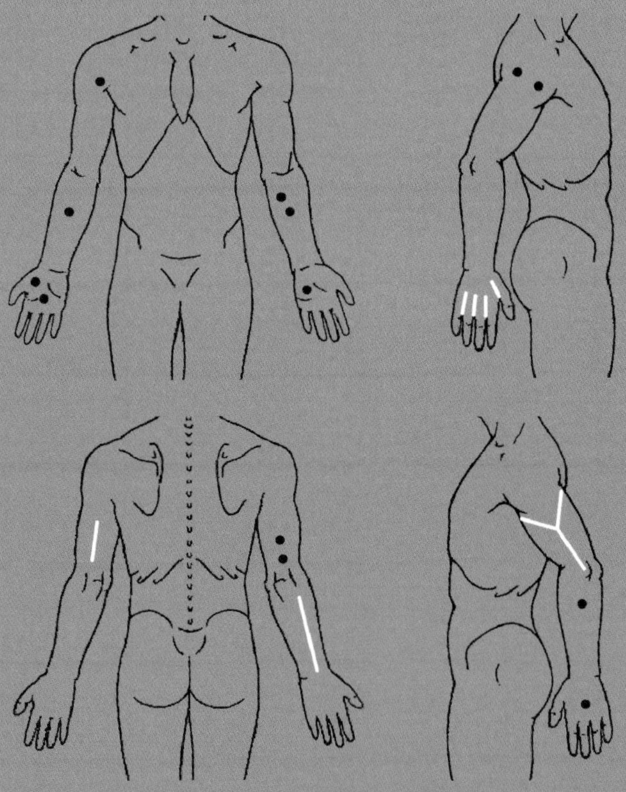

Anwendungspunkte an Schulter, Armen, Ellenbogen und Händen

ARMZUG MIT DREHUNG

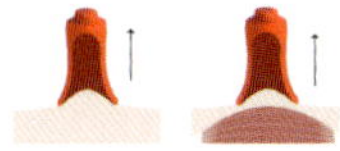

1 Befestigen Sie oberhalb Ihrer rechten Hand eine Gewichtsmanschette. Platzieren Sie den großen Cup vorn auf Ihrem Schultergelenk. Gehen Sie in eine Schrittstellung. Beugen Sie Ihren Oberkörper leicht nach vorn. Ihr rechter Arm hängt locker herab.

2 Drehen Sie zehnmal Ihren Arm ein- und auswärts.

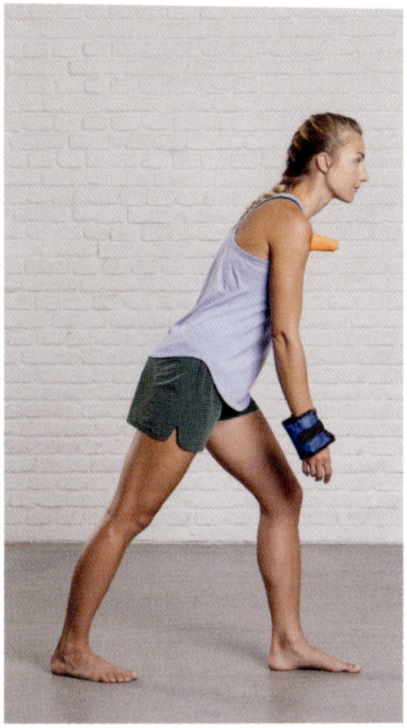

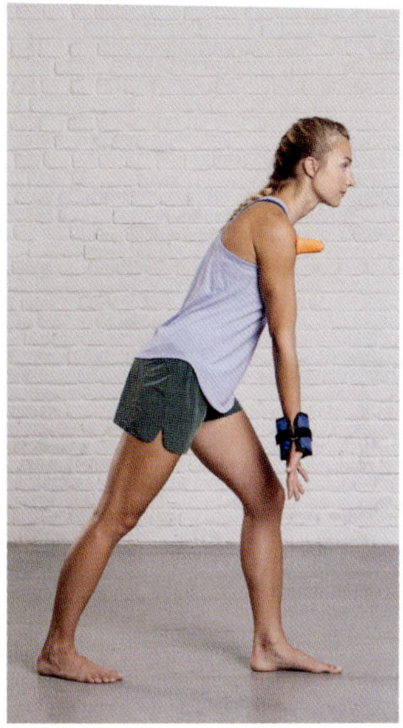

Aufgepasst

Ihre Hand bleibt leicht geöffnet.

Warum

Schmerzen im Schultergelenk resultieren oft aus zu viel Druck in der Gelenkkapsel oder auch aus faszialen Verklebungen. Dem wirkt diese Übung entgegen. Sie eignet sich auch gut gegen Schulterschmerzen, Schulterarthrose, Bursitis calcarea oder Schultersteife.

Expertentipp

Zur Entlastung Ihrer Schulter ist es wichtig, dass Ihre Hand geöffnet ist. Wenn Sie mit einem Faustschluss oder einem Gewicht in der Hand üben, zieht sich Ihre Schulterkapsel zusammen und die Innenstrukturen (Schleimbeutel, Rotatorenmanschette etc.) können belastet werden. Diese Übung hilft auch gut bei Golferschulter.

DEHNUNG DER KAPSEL

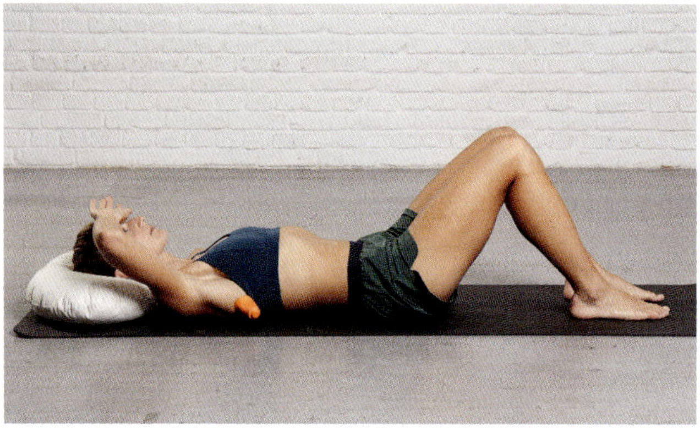

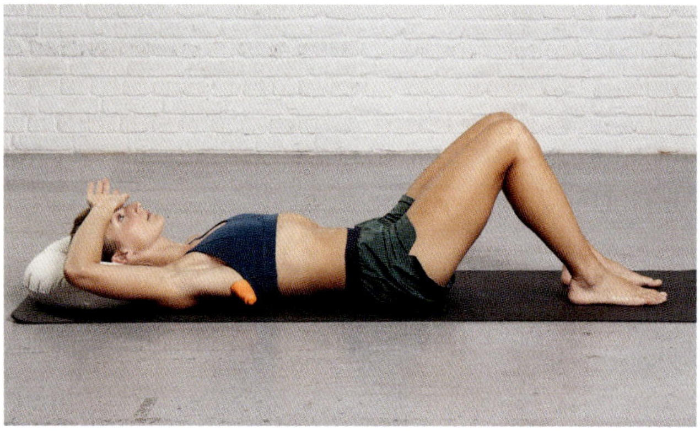

1 Legen Sie sich auf den Rücken, Ihr rechter Handrücken ruht auf der Stirn. Platzieren Sie den großen Cup auf die Triggerpunkte des *Musculus teres minor* und des *Musculus latissimus dorsi*, des Achselmuskels.

2 Lassen Sie Ihren rechten Ellenbogen mit der Eigenschwere zwei bis drei Minuten in Richtung der Unterlage absinken.

Aufgepasst

Bleiben Sie locker im Arm und drücken Sie den Ellenbogen nicht herunter.

Warum

Schmerzen im Schultergelenk kommen oft durch zu viel Druck in der Gelenkkapsel und auch durch fasziale Verklebungen. Mit dieser Übung ziehen Sie den Druck mobilisierend aus der Kapsel und befreien die faszialen Verklebungen. Sie wirkt auch gut gegen Schulterschmerzen, Golferschulter, Schulterarthrose, Bursitis calcarea oder Schultersteife.

DREHMOBILISATION DER SCHULTER

1 Legen Sie sich auf den Rücken, Ihr rechter Arm ist gestreckt zur Decke gerichtet. Ihre Hand ist locker geöffnet. Platzieren Sie den großen Cup auf die Triggerpunkte des *Musculus teres minor* und des *Musculus latissimus dorsi* der hinteren Achselmuskeln.

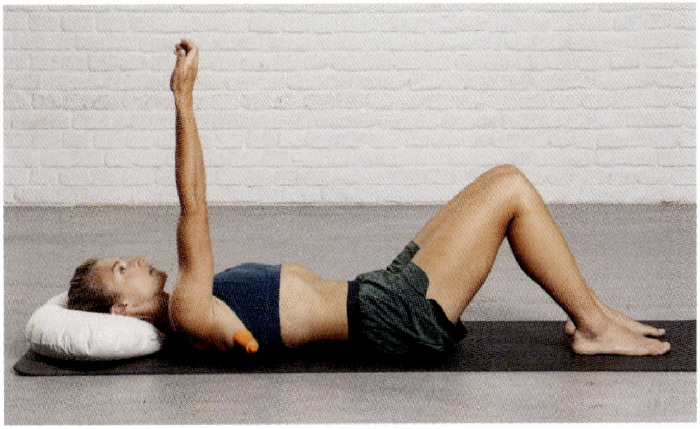

2 Drehen Sie Ihren gestreckten Arm zehnmal einwärts und auswärts, als wenn Sie eine Glühbirne in eine Deckenlampe schrauben wollten.

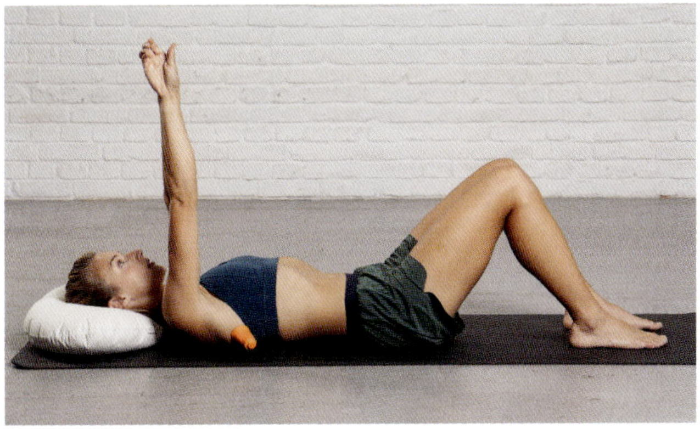

Aufgepasst

Ihr Schulterblatt bleibt auf der Unterlage liegen.

Warum

Schmerzen im Schultergelenk entstehen oft durch zu viel Druck in der Gelenkkapsel und durch fasziale Verklebungen. Mit dieser Übung ziehen Sie den Druck mobilisierend aus der Kapsel und befreien die faszialen Verklebungen. Sie hilft auch bei Schulterschmerzen, Golferschulter, Schulterblattdysfunktionen, Schulterarthrose, Bursitis calcarea oder Schultersteife.

DEN SCHULTERGÜRTEL BEFREIEN

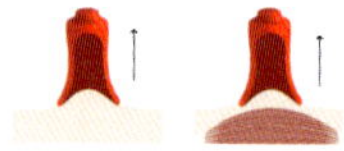

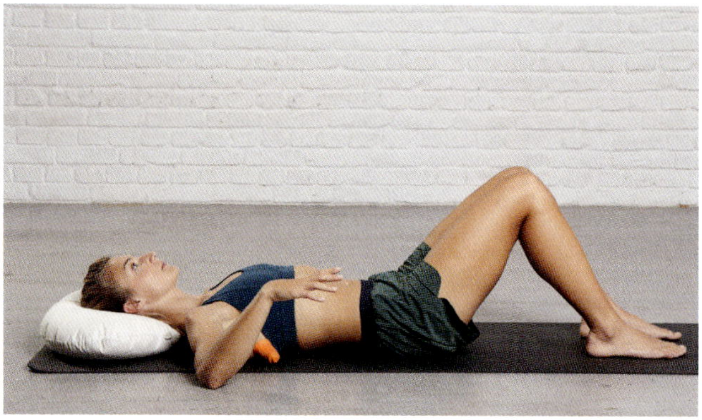

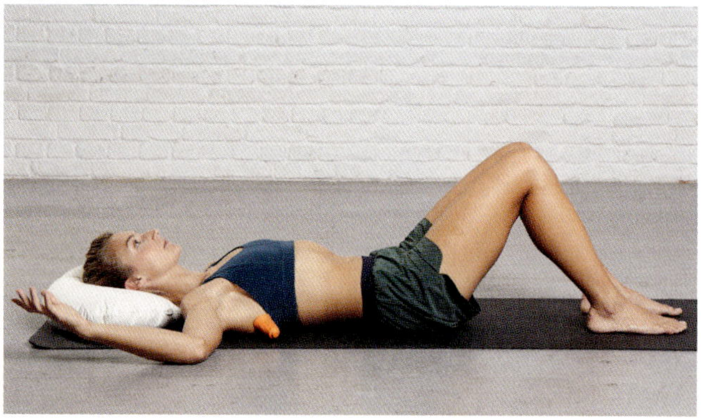

1 Legen Sie sich auf den Rücken, Ihr rechter Arm liegt auf der Unterlage und ist im Ellenbogen um 90 Grad gebeugt. Ihre Hand ist zur Decke gerichtet und locker geöffnet. Platzieren Sie den großen Cup auf die Triggerpunkte der Achselmuskeln des *Musculus teres minor* und *Musculus latissimus dorsi*. Bewegen Sie Ihren rechten Unterarm vorwärts bis zur Unterlage.

2 Bewegen Sie danach Ihren Unterarm rückwärts bis zur Unterlage.

Aufgepasst

Ihr Schulterblatt bleibt auf der Unterlage liegen.

Warum

Diese Übung löst Ihren gesamten Schultergürtel mit seinen faszialen Verklebungen. Sie wirkt auch gut gegen Schulterschmerzen, Schulterblattdysfunktionen oder Schulterarthrose, bei Bursitis calcarea, Schultersteife, Golferschulter, TOS (Thoracic-Outlet-Syndrom) oder beim Obere-Rippen-Syndrom beziehungsweise bei sternoclavicularer Dysfunktion.

DEN DELTAMUSKEL BEFREIEN

1 Setzen Sie sich aufrecht auf einen Stuhl. Platzieren Sie zwei kleine Cups auf den Rand Ihres rechten Deltamuskels, des Kapuzenmuskels. Ihr Arm ist um 90 Grad im Ellenbogen gebeugt und liegt entspannt nahe Ihres Körpers.

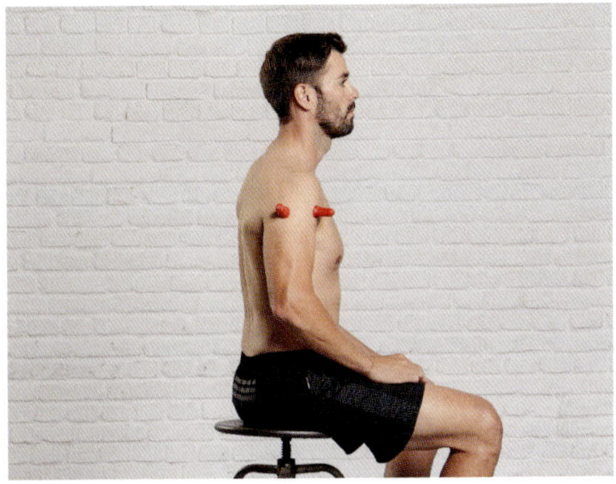

2 Bewegen Sie Ihren Arm zehnmal zur rechten Seite, etwa bis 45 Grad hoch, und führen ihn dann wieder zum Körper zurück.

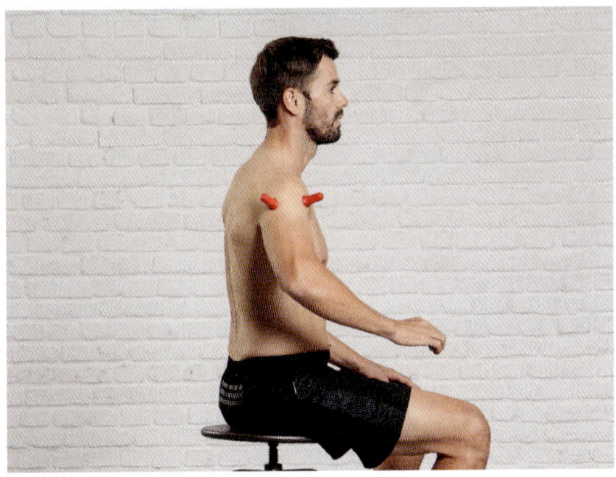

Aufgepasst

Ihr Schultergürtel bleibt entspannt, ziehen Sie nicht die Schulter hoch.

Warum

Der Deltamuskel ist ein sogenannter Startermuskel für all Ihre Oberarmbewegungen. Häufig ist er faszial verklebt und wird mit dieser Übung gezielt gelöst. Diese Übung eignet sich auch gut gegen Schulterschmerzen, Schulterarthrose, Bursitis calcarea, Schultersteife, Golferschulter sowie Tennis- und Golferellenbogen.

ENTLASTUNG DER ROTATORENMANSCHETTE

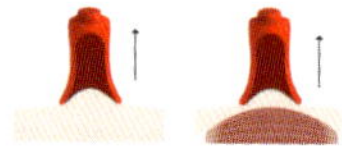

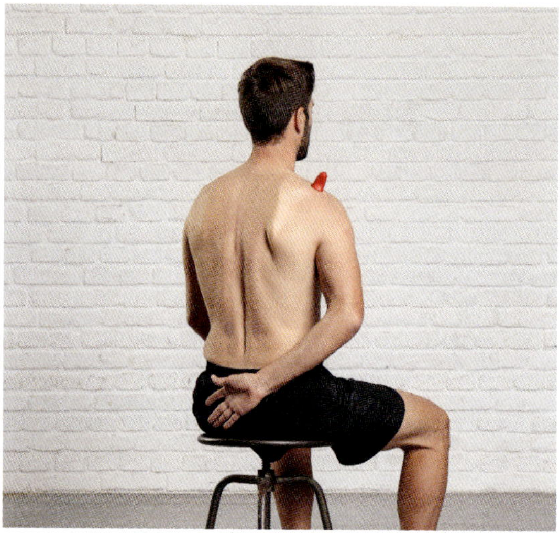

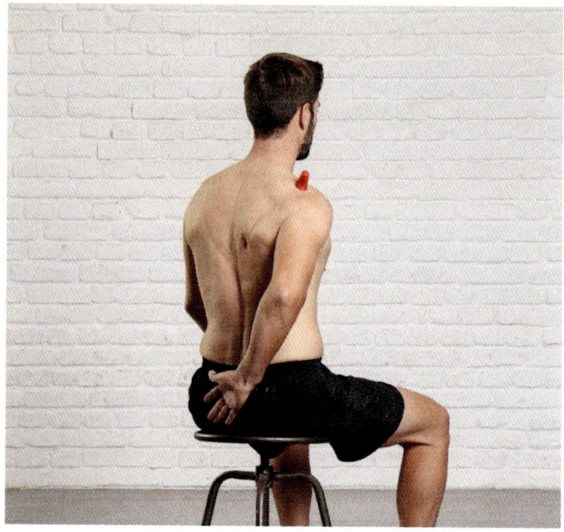

1 Setzen Sie sich aufrecht auf einen Stuhl. Platzieren Sie einen kleinen Cup auf den Triggerpunkt Ihres rechten Supraspinatusmuskels. Legen Sie ihren Handrücken auf Ihr Gesäß.

2 Bewegen Sie Ihren rechten Ellenbogen zehnmal langsam rückwärts und abwärts. Spüren Sie dabei die Annäherung Ihres Schulterblattes an die Brustwirbelsäule.

Aufgepasst

Ihr Schultergürtel bleibt locker, ziehen Sie nicht den Schultergürtel hoch.

Warum

Mit dieser Übung befreien Sie die Passage des Supraspinatusmuskels mit seinen faszialen Anteilen. Sie wirkt auch gut gegen Schulterschmerzen, Schulterblattdysfunktionen, Schulterarthrose, Bursitis calcarea, Schultersteife, TOS (Thoracic-Outlet-Syndrom), Golferschulter sowie Golfer- und Tennisellenbogen.

DELTA-V LÖSEN

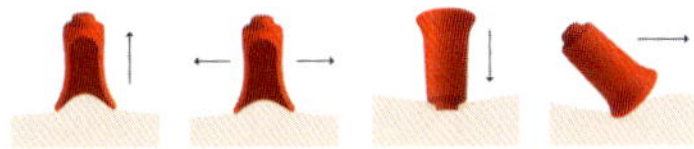

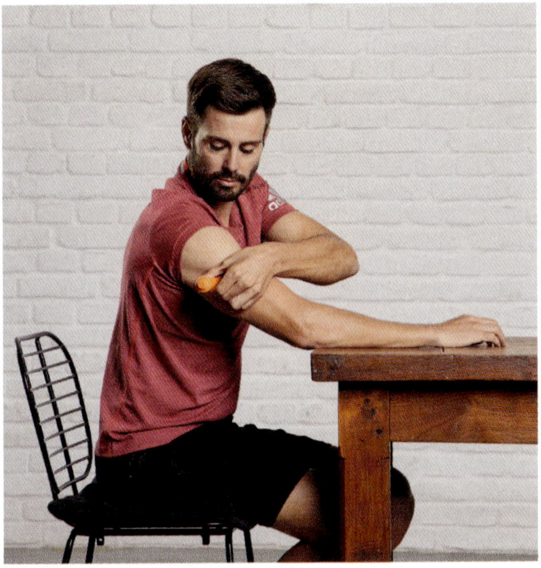

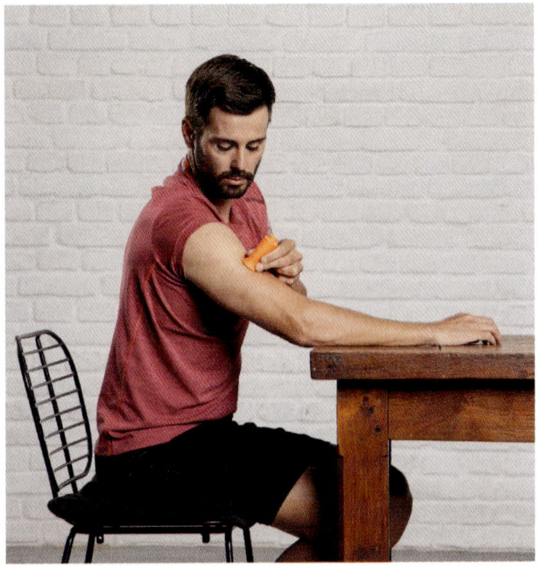

1 Setzen Sie sich auf einen Stuhl an einen Tisch. Legen Sie Ihren rechten Unterarm dort entspannt ab. Platzieren Sie den großen Cup auf den hinteren Rand Ihres Deltamuskels.

2 Gleiten Sie zehnmal zur Deltaspitze auf und ab. Gleiten Sie auch auf dem vorderen Rand auf und ab.

Aufgepasst

Bleiben Sie genau auf dem Muskelrand, hier befinden sich die meisten faszialen Veränderungen.

Warum

Ein gelöster Deltamuskel entlastet das Schultergelenk und die Armachse. Mit dieser Übung lösen Sie fasziale Verspannungen wirksam auf. Sie eignet sich auch bei Armschmerzen, Schulterbeschwerden oder Painful Arc.

OBERARMGLEITEN

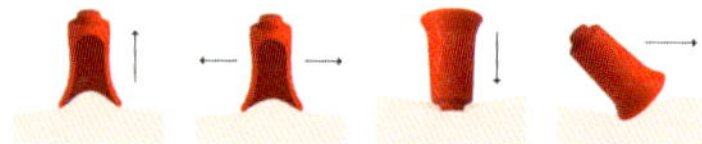

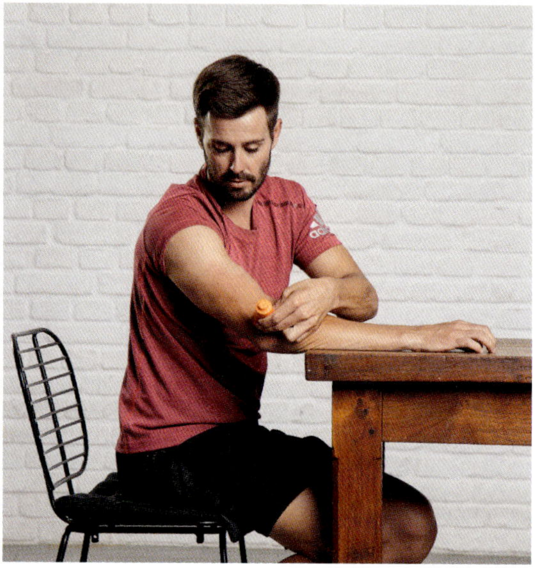

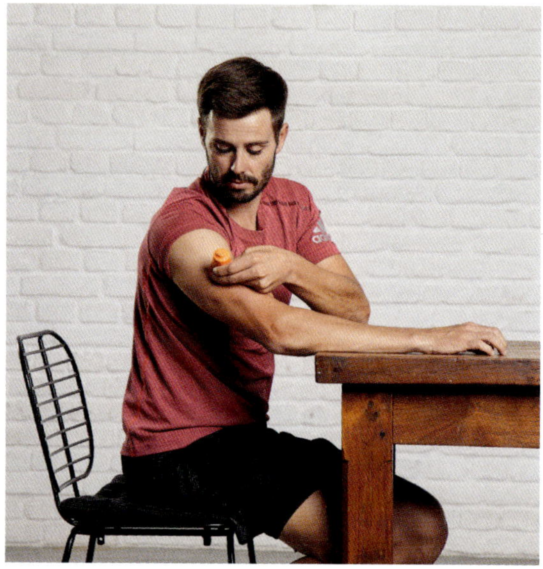

1 Setzen Sie sich auf einen Stuhl an einen Tisch. Legen Sie Ihren rechten Unterarm entspannt ab. Platzieren Sie den großen Cup auf dem Triggerband Ihres Oberarms nahe Ihres Ellenbogens.

2 Gleiten Sie mit dem Cup zehnmal zur Deltaspitze auf und ab.

Aufgepasst

Spüren Sie genau den Verlauf Ihres Triggerbands. Verlassen Sie diese Linie nicht.

Warum

Ein gelöstes Triggerband entlastet das Schulter- und Ellenbogengelenk sowie die Armachse. Mit dieser Übung lösen Sie fasziale Verspannungen wirksam auf. Sie ist auch wirksam gegen Armschmerzen, Schulter- und Ellenbogenbeschwerden.

DEN BIZEPS LÖSEN

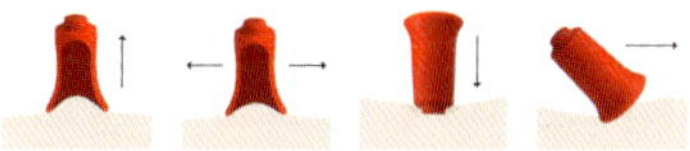

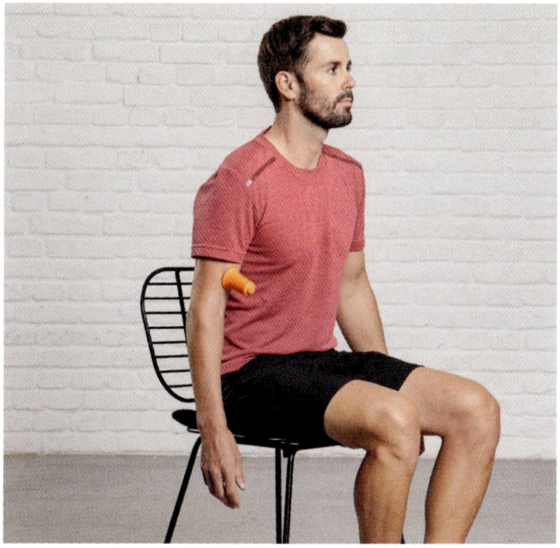

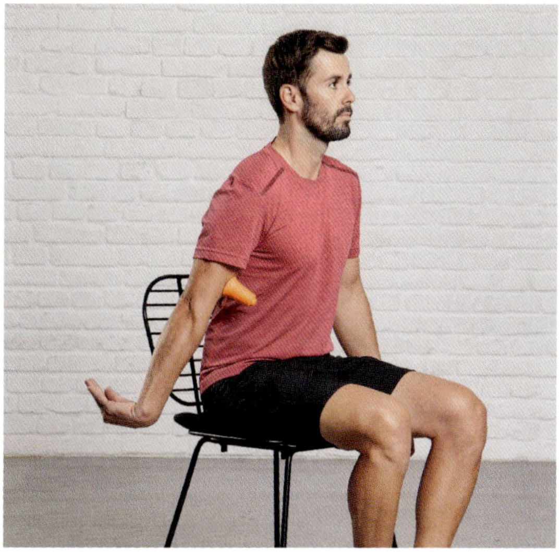

1 Setzen Sie sich auf einen Stuhl. Lassen Sie Ihren rechten Arm gestreckt in die Tiefe hängen. Platzieren Sie den großen Cup auf den Triggerpunkt des Bizeps nahe des Ellenbogens.

2 Winkeln Sie Ihre rechte Hand an und beugen Sie sie wie zu einer kleinen Schüssel. Halten Sie die Dehnung eine Minute lang.

Aufgepasst

Verlieren Sie die Spannung in Ihrer Hand nicht. Sie ist gut für die Vordehnung des Bizepsmuskels.

Warum

Ein verkürzter und faszial verspannter Bizepsmuskel belastet das Schulter- und Ellenbogengelenk und die Armachse. Mit dieser Übung lösen Sie fasziale Verspannungen wirksam auf. Sie wirkt auch gut gegen Armschmerzen sowie Schulter- und Ellenbogenbeschwerden.

DEN TRIZEPS LÖSEN

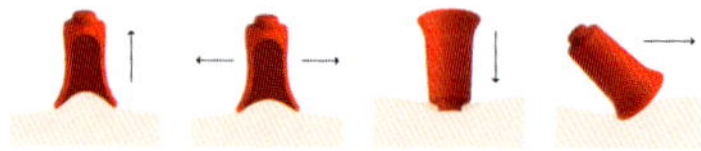

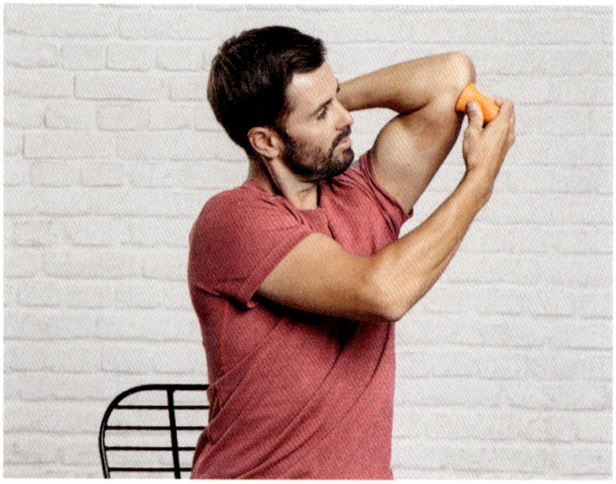

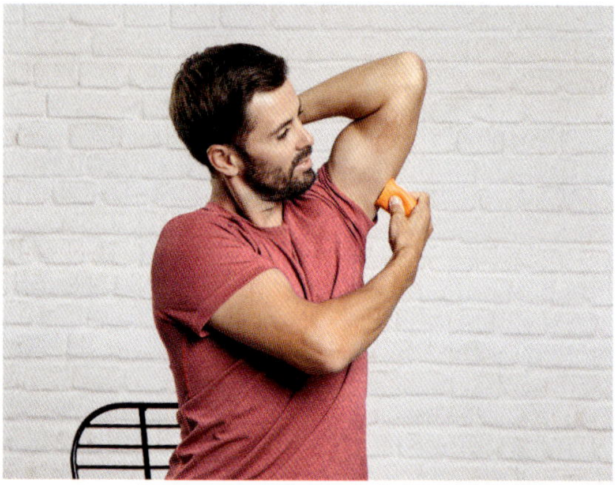

1 Setzen Sie sich auf einen Stuhl. Heben Sie Ihren linken, im Ellenbogen gebeugten Arm hoch. Ihre Hand liegt locker im Nacken. Platzieren Sie den großen Cup auf den Triggerpunkt des *Musculus triceps brachii* nahe Ihres Ellenbogens.

2 Gleiten Sie zehnmal an der dicksten Stelle des Trizeps mit dem Cup auf und ab.

Aufgepasst

Verlieren Sie die Armspannung nicht. Sie ist gut für die Vordehnung Ihres Trizepsmuskels.

Warum

Ein verkürzter und faszial verspannter Trizepsmuskel belastet das Schulter- und Ellenbogengelenk und die Armachse. Mit dieser Übung lösen Sie fasziale Verspannungen wirksam. Sie eignet sich auch bei Armschmerzen sowie Schulter- und Ellenbogenbeschwerden.

MAUSARM LÖSEN

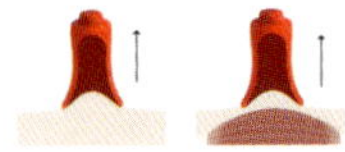

1 Stellen Sie sich seitlich zur Wand. Ihre rechte Handfläche liegt an der Wand, sodass Arm und Körper einen 90-Grad-Winkel bilden. Platzieren Sie einen großen Cup auf den Triggerpunkt des *Musculus pectoralis*, des großen Brustmuskels, und einen kleinen Cup auf die Innenseite Ihres Unterarms.

2 Treten Sie mit dem rechten Bein einen Schritt nach vorn und belasten Sie Ihr rechtes Bein. Bleiben Sie eine Minute lang in dieser Dehnposition.

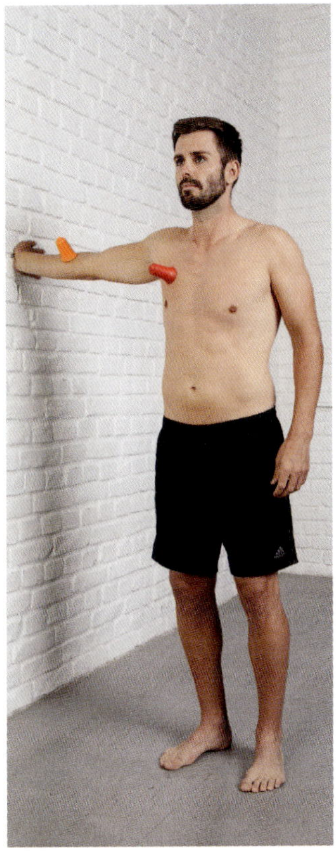

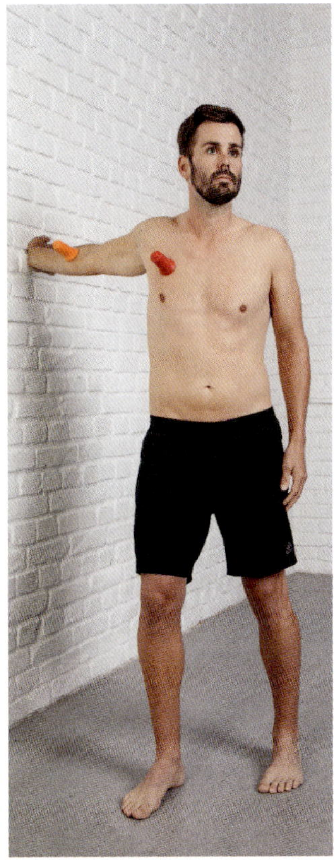

Aufgepasst

Ihre rechte Handfläche drückt nicht gegen die Wand.

Warum

Bei längerem Arbeiten am Computer und bei häufigem Einsatz der Maus oder ähnlichen Verrichtungen verkürzen sich im Laufe der Zeit nicht nur die Handfaszien, sondern auch die des ganzen Arms – hinauf bis zum Schultergürtel. Mit dieser Übung lösen Sie die Verspannungen wirksam auf. Sie wirkt auch gut gegen Armschmerzen sowie Schulter- und Ellenbogenbeschwerden.

ELLENBOGENMOBILISATION

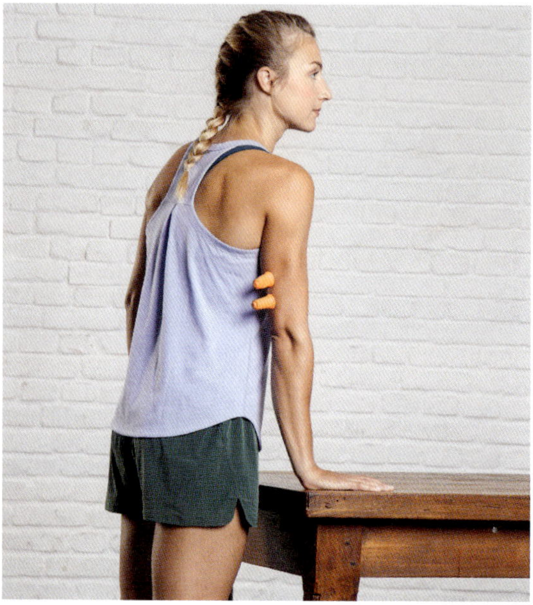

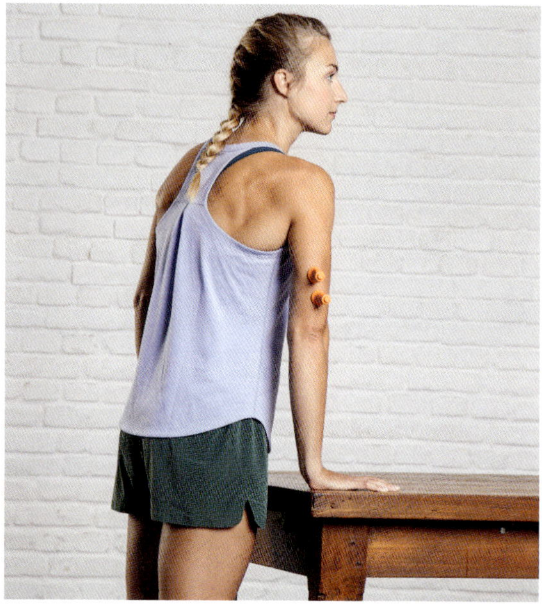

1 Stellen Sie sich vor einen Tisch. Ihre rechte Handfläche und Ihre Finger ruhen auf der Tischplatte. Platzieren Sie zwei kleine Cups auf die Triggerpunkte Ihres *Musculus triceps brachii* oberhalb des Ellenbogens.

2 Drehen Sie Ihren Ellenbogen zehnmal mit der Innenseite nach außen und wieder zurück.

Aufgepasst

Ihre Hand ruht nur auf der Tischplatte. Nicht darauf abstützen.

Warum

Blockierungen im Ellenbogengelenk können zu schmerzhaften faszialen Störungen führen. Mit dieser Übung lösen Sie das Gelenk und die umgebenden faszialen Strukturen. Sie ist auch gut gegen Epicondylitis, Tennis- oder Golferellenbogen, Handstörungen oder Mausarm geeignet.

UNTERARMDEHNUNG

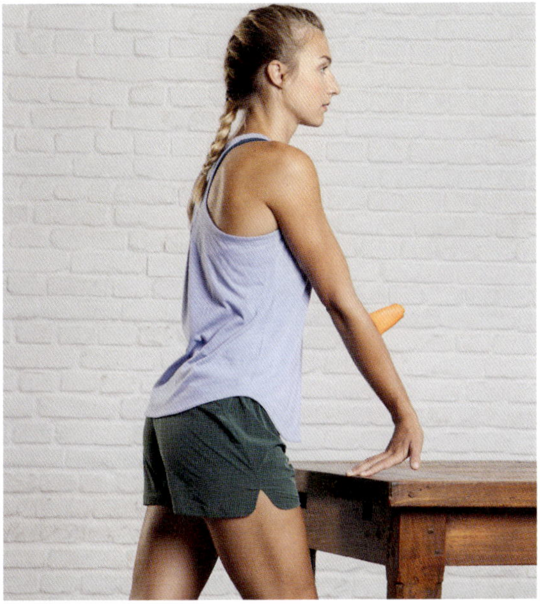

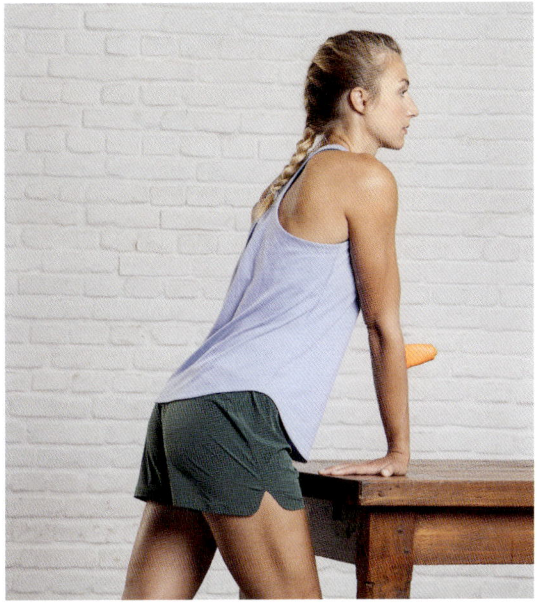

1 Stellen Sie sich frontal vor einen Tisch. Ihre rechte Hand ruht zunächst nur mit den Fingerspitzen auf der Tischplatte. Platzieren Sie einen großen Cup auf der Innenseite Ihres Unterarms.

2 Verlagern Sie Ihr Gewicht etwas nach vorn. Ihre Handfläche berührt jetzt die Tischplatte. Bleiben Sie eine Minute lang in dieser Position.

Aufgepasst

Ihre Hand ruht nur auf der Tischplatte, üben Sie keinen Druck aus.

Warum

Myofasziale Verkürzungen im Unterarm können zu Ellenbogen- und Handstörungen führen. Mit dieser Übung können Sie die faszialen Strukturen wieder lösen. Sie eignet sich auch gut gegen Epicondylitis, Tennis- oder Golferellenbogen, Handstörungen oder Mausarm.

TENNISELLENBOGEN BEFREIEN

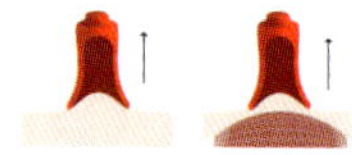

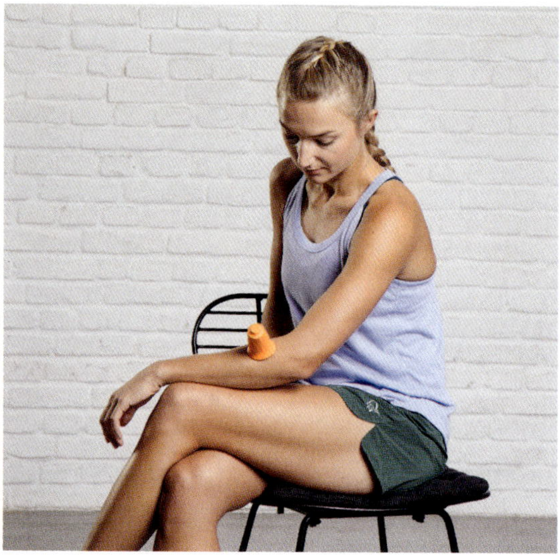

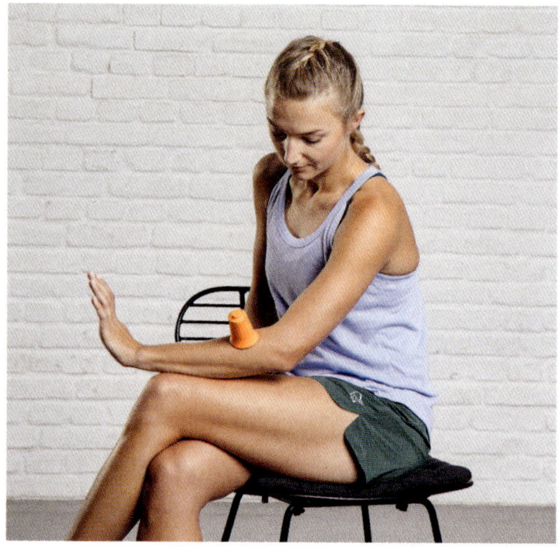

1 Setzen Sie sich auf einen Stuhl und schlagen Sie Ihr linkes Bein über das rechte. Ihr linker Unterarm ruht locker mit der Beugeseite darauf, Ihre Hand hängt über dem Knie. Platzieren Sie einen großen Cup auf dem Triggerpunkt des *Musculus extensor carpi*, dem Handstrecker.

2 Ziehen Sie langsam zehnmal Ihre Hand nach oben und lassen Sie sie wieder absinken.

Aufgepasst

Ihr Unterarm bleibt entspannt auf dem Bein liegen und wird nicht abgehoben.

Warum

Mit dieser Übung lösen Sie punktgenau Ihre faszialen Störungen auf der Streckseite Ihres Unterarms. Sie wirkt auch gut gegen Epicondylitis, Handstörungen oder Mausarm.

GOLFERELLENBOGEN BEFREIEN

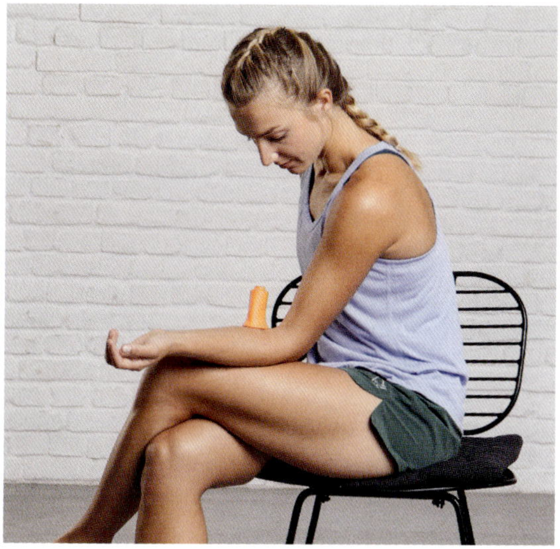

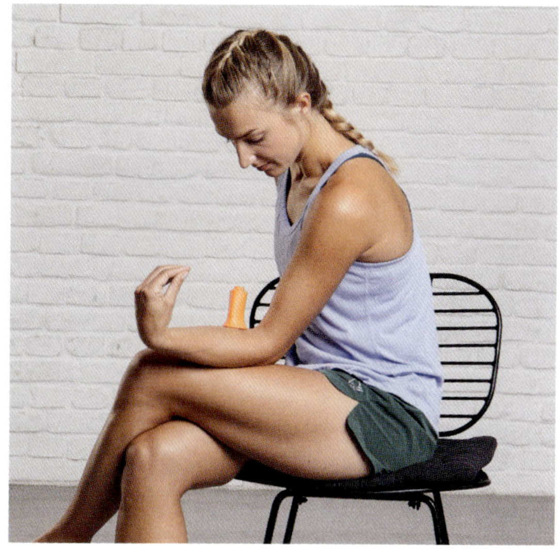

1 Setzen Sie sich auf einen Stuhl und schlagen Sie Ihr linkes Bein über das rechte. Ihr linker Unterarm ruht locker mit der Streckseite darauf, Ihre Hand hängt über Ihrem Knie. Platzieren Sie einen großen Cup auf dem Triggerpunkt des *Musculus flexor carpi*, dem Handbeuger.

2 Ziehen Sie langsam zehnmal Ihre Hand nach oben und lassen Sie sie wieder absinken.

Aufgepasst

Ihr Unterarm bleibt entspannt auf dem Bein liegen und wird nicht abgehoben.

Warum

Mit dieser Übung lösen Sie punktgenau Ihre faszialen Störungen auf der Beugeseite Ihres Unterarms. Sie eignet sich auch gut bei Epicondylitis, Handstörungen oder Mausarm.

UNTERARMROLLER

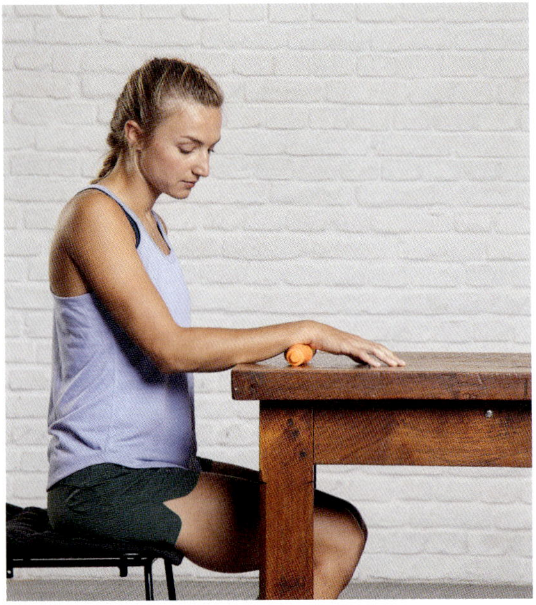

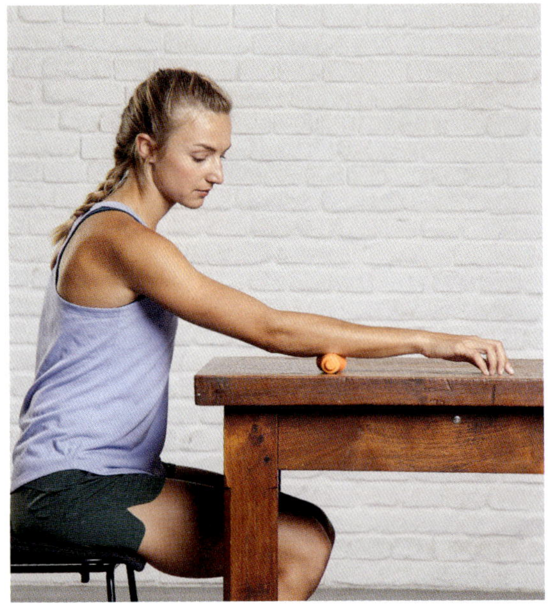

1 Setzen Sie sich aufrecht auf einen Hocker. Legen Sie Ihre Cupping-Rolle unter die Beugeseite Ihres Unterarms. Das Gewicht Ihres Arms ruht auf der Rolle.

2 Rollen Sie zehnmal Ihren gesamten Unterarm ab.

Aufgepasst

Drücken Sie nicht auf die Rolle.

Warum

Mit dieser Übung lösen Sie myofasziale Verfilzungen Ihrer Unterarmbeuger auf. Sie ist auch gut gegen Epicondylitis, Tennis- oder Golferellenbogen, Handstörungen oder Mausarm geeignet.

HANDLÖSER

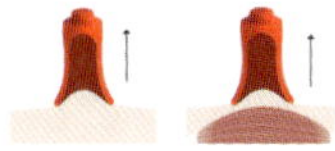

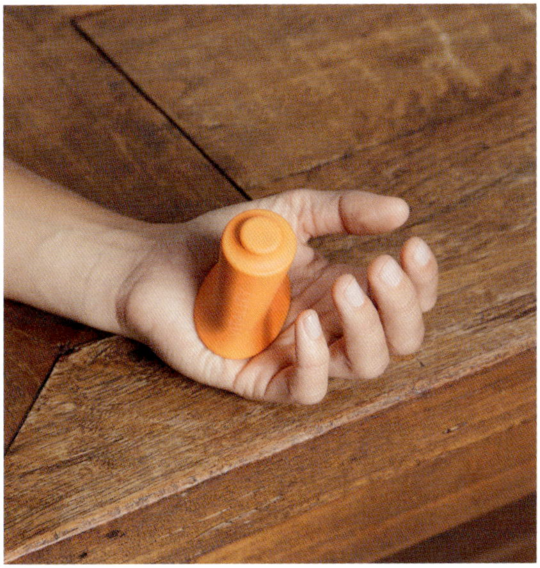

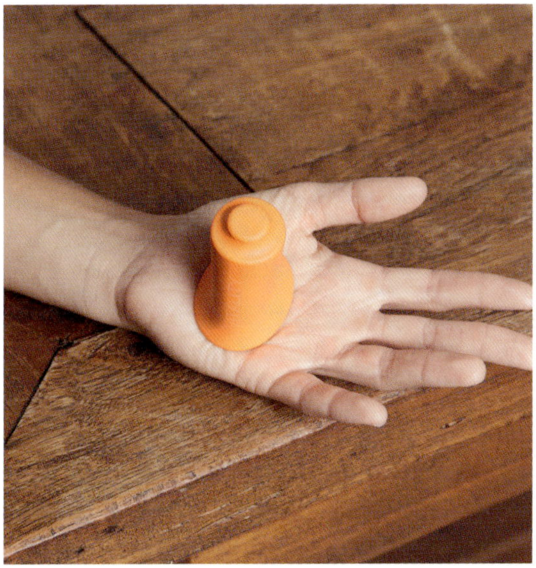

1 Legen Sie Ihre linke Hand mit der Streckseite auf einem Tisch ab. Platzieren Sie den großen Cup auf Ihrer Handfläche. Ihre Finger sind locker gebeugt.

2 Strecken Sie zehnmal Ihre Finger und lassen Sie sie dann wieder locker. Spüren Sie den Sog in Ihrer Handfläche.

Aufgepasst

Strecken Sie Ihre Finger nicht zu stark, da sich der Cup sonst zu schnell löst.

Warum

Mit dieser Übung lösen Sie die derben Faszien Ihres Handtellers. Sie wirkt auch gut gegen Karpaltunnelsyndrom, Rhizarthrose, Morbus Dupuytren, Heberden-Arthrose, Maushand oder WhatsApp-Daumen.

DAUMENLÖSER

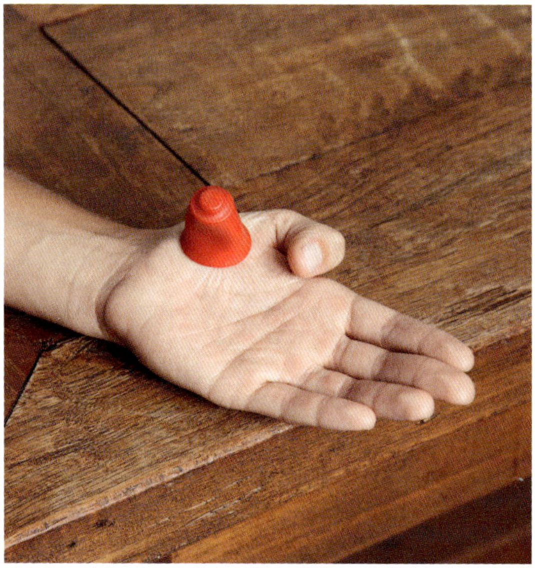

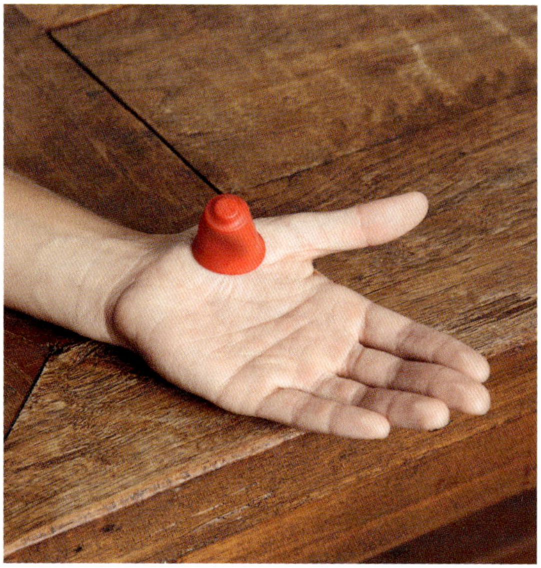

1 Legen Sie Ihre linke Hand mit der Streckseite auf einem Tisch ab. Platzieren Sie den kleinen Cup auf dem Triggerpunkt des *Musculus opponens pollicis*, auf dem Daumenballen. Ihre Finger sind locker gebeugt.

2 Strecken Sie zehnmal Ihren Daumen und lassen Sie ihn dann wieder locker. Spüren Sie den Sog in Ihrem Daumenballen.

Aufgepasst

Strecken Sie Ihren Daumen nicht zu stark, da sich der Cup sonst zu schnell löst.

Warum

Mit dieser Übung lösen Sie die derben Faszien Ihrer Daumenmaus. Sie eignet sich auch bei Karpaltunnelsyndrom, Rhizarthrose, Morbus Dupuytren, Heberden-Arthrose, Maushand oder WhatsApp-Daumen.

SCHWURHAND LÖSEN

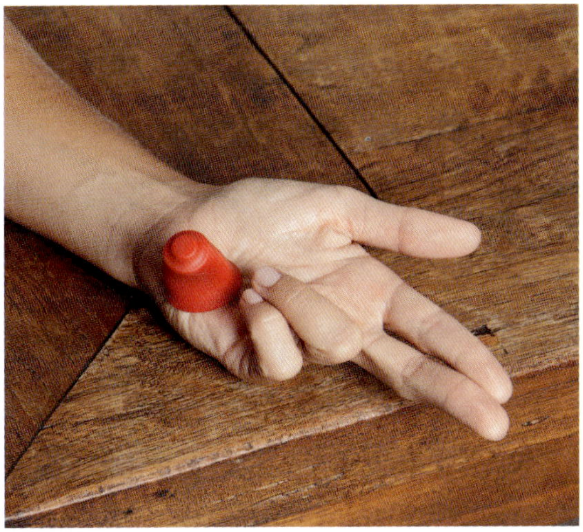

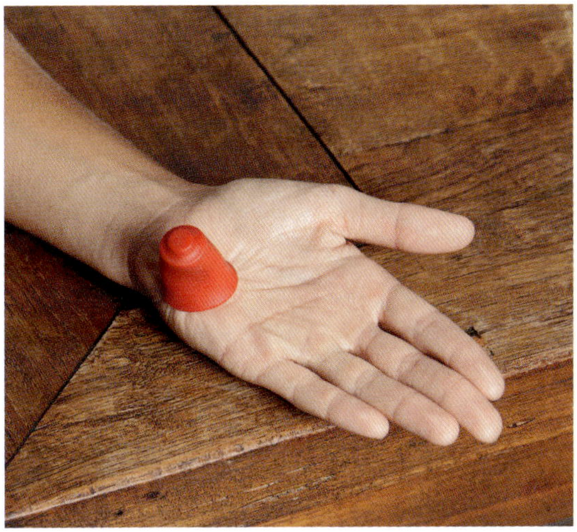

1 Legen Sie Ihre linke Hand mit der Streckseite auf einem Tisch ab. Platzieren Sie den kleinen Cup auf dem Triggerpunkt des *Musculus opponens digiti minimi manus*, auf dem Kleinfingerballen. Ihr kleiner Finger und der Ringfinger sind locker gebeugt.

2 Strecken Sie zehnmal den kleinen Finger und den Ringfinger und lassen Sie diese dann wieder locker. Spüren Sie den Sog in Ihrem Kleinfingerballen.

Aufgepasst

Strecken Sie Ihre Finger nicht zu stark, da sich der Cup sonst zu schnell löst.

Warum

Mit dieser Übung lösen Sie die derben Faszien Ihrer Kleinfingermaus. Sie ist hauptsächlich gut gegen Morbus Dupuytren, aber auch bei Karpaltunnelsyndrom, Rhizarthrose, Heberden-Arthrose, Maushand oder WhatsApp-Daumen.

FINGERARTHROSE VERBESSERN

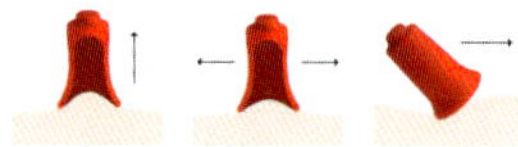

1 Setzen Sie sich an einen Tisch. Legen Sie Ihren rechten Unterarm und Ihre Hand entspannt darauf. Stecken Sie den kleinen Cup auf Ihren linken Zeigefinger. Ziehen Sie mit der Cup-Spitze zwischen dem Mittelhandknochen des kleinen und dem Mittelhandknochen des Ringfingers dreimal auf und ab. Dann wechseln Sie der Reihe nach die Fächer der Finger bis hin zum Zeigefingerdaumenfach.

2 Greifen Sie mit Ihrem Daumen von oben und Ihrem Zeigefinger von unten mit dem Pinzettengriff in Ihre Schwimmhaut am Ende der Fingerfächer. Ziehen Sie die Haut kräftig heraus und halten Sie diese jeweils für 20 Sekunden lang fest. Wiederholen Sie das bei allen anderen Fingern.

Aufgepasst

Bei faszialen Störungen kann die Übung Ihnen zunächst erstaunlich wehtun. Bei regelmäßigem Üben wird der Schmerz später verschwinden.

Warum

Unbeweglichkeit oder Überanstrengungen der Hand führen zu faszialen Veränderungen in den Handfächern. Mithilfe der Übung lösen Sie diese Faszien wieder auf. Sie eignet sich auch gut gegen Rhizarthrose, Heberden-Arthrose und andere Handstörungen.

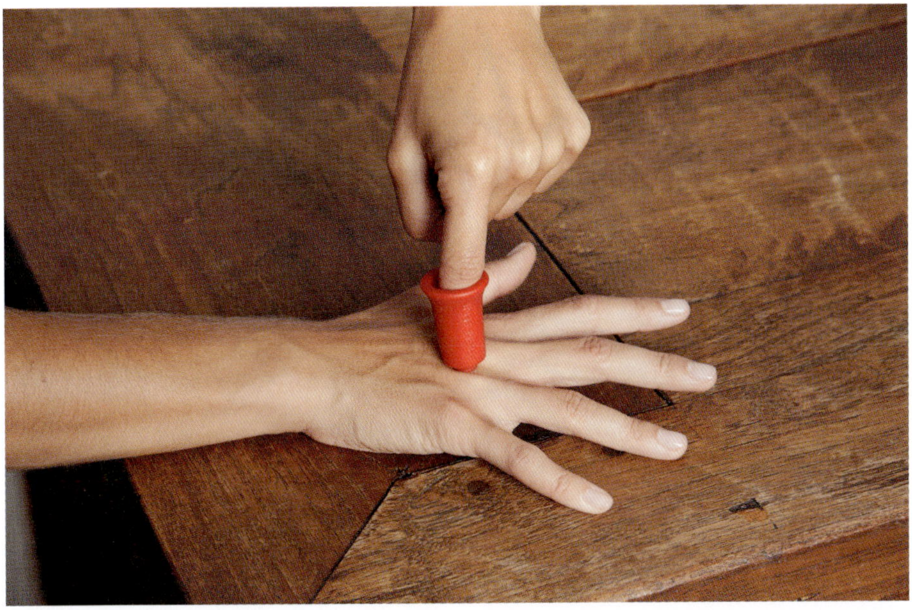

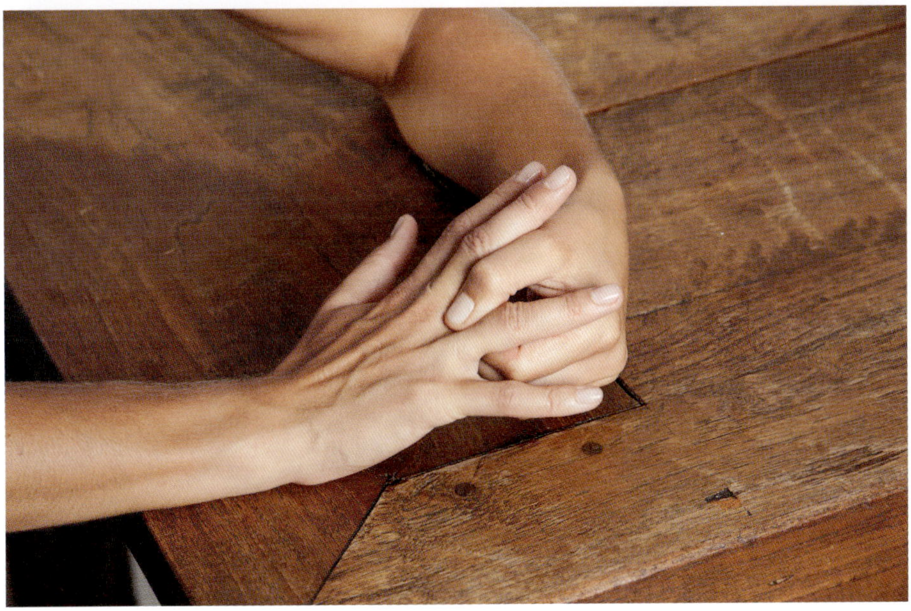

HANDHOCHZIEHEN VERBESSERN

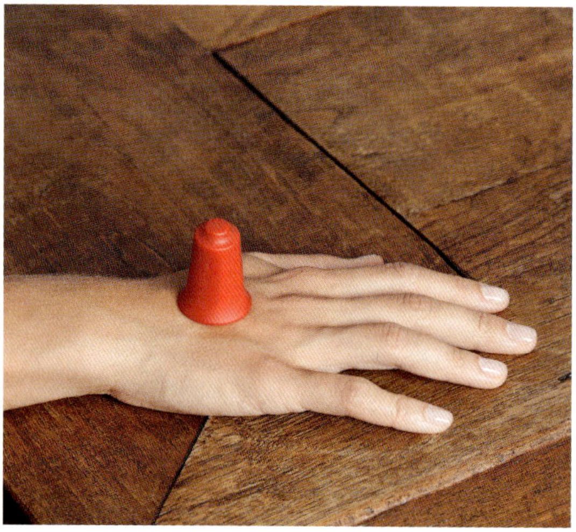

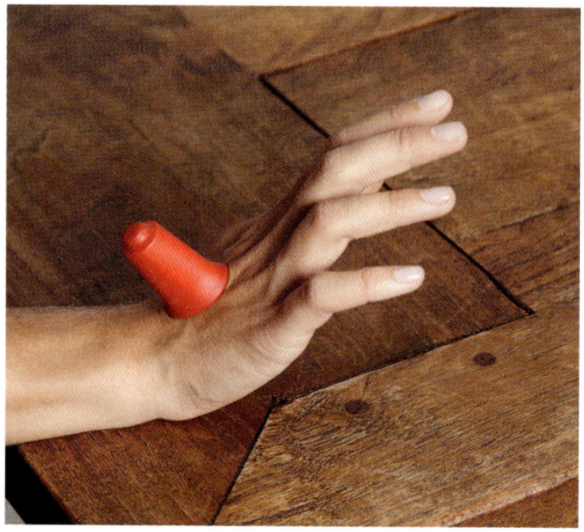

1 Setzen Sie sich seitlich an einen Tisch. Legen Sie Ihren rechten Unterarm und Ihre Hand entspannt auf den Tisch. Platzieren Sie den kleinen Cup genau auf Ihren zentralen Mittelhandknochen des *Os capitatums*.

2 Ziehen Sie langsam zehnmal Ihre gestreckte Hand hoch und lassen Sie sie wieder absinken.

Aufgepasst

Üben Sie langsam.

Warum

Wenn Ihr Mittelhandknochen (*Os capitatum*) blockiert ist, können Sie Ihre Hand nicht ausreichend hochziehen und die faszialen Handstrukturen verfestigen sich. Mit dieser Übung mobilisieren Sie die Handwurzel gezielt und lösen die Faszien. Sie eignet sich auch gut bei Karpaltunnelsyndrom, Rhizarthrose, Heberden-Arthrose, Maushand oder WhatsApp-Daumen.

WHATSAPP-DAUMEN LÖSEN

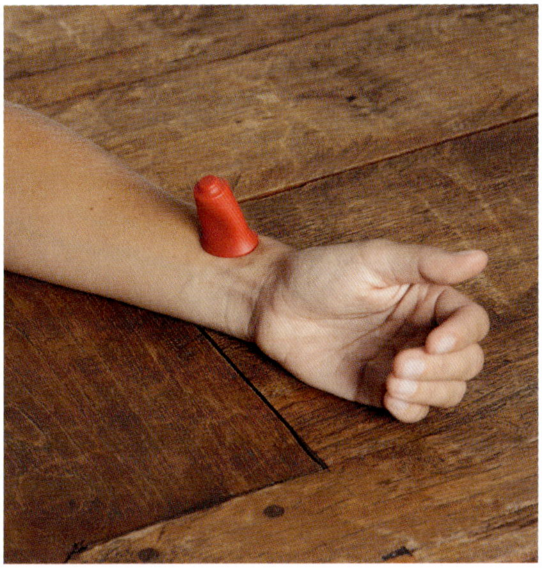

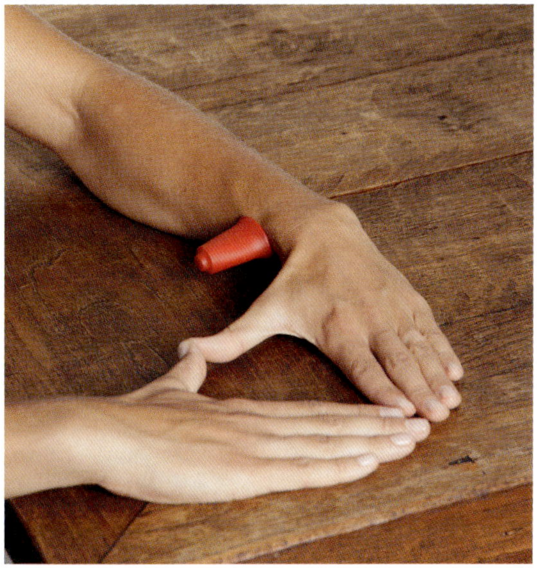

1 Setzen Sie sich an einen Tisch und platzieren Sie den kleinen Cup auf dem Triggerpunkt des *Musculus flexor pollicis longus*, dem Ansatz Ihres Daumenmuskels an Ihrer Unterarminnenseite.

2 Formen Sie mit beiden Händen die »Merkel-Raute«. Dabei drücken Sie Ihre Daumen- und Zeigefingerspitzen eine Minute lang spürbar zusammen.

Aufgepasst

Drücken Sie anfangs die Fingerkuppen sachte zusammen und steigern Sie die Dehnung von Mal zu Mal.

Warum

Beim Schreiben auf dem Handy werden Ihre Daumen stark im Beugemuster beansprucht. Mit dieser Übung lösen Sie die Spannungen und die faszialen Verklebungen spürbar wieder auf. Sie wirkt auch gut gegen Rhizarthrose oder Karpaltunnelsyndrom.

BRUSTWIRBELSÄULE UND BRUSTKORB

Brust raus und durchatmen. Ein gelöster Brustkorb ermöglicht eine befreite Atmung und einen langen Atem. Die Brustwirbelsäule wird wieder neu in Form gebracht. Zeigen Sie sich in aufrechter Haltung und gönnen Sie Ihrem Körper diese Wohlspannung.

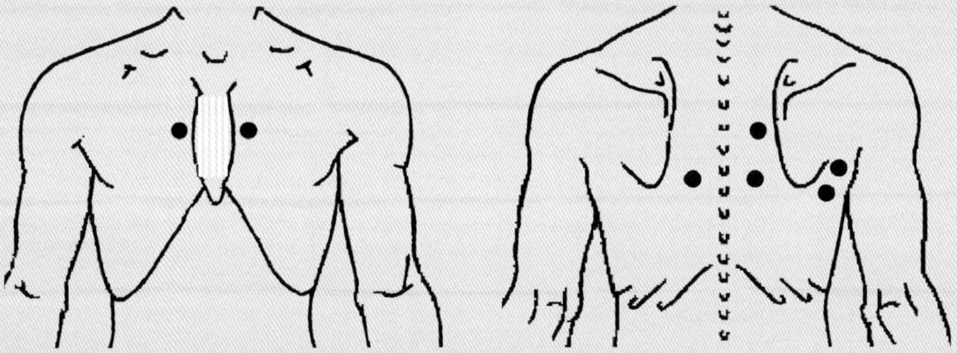

Anwendungspunkte an der Brustwirbelsäule und am Brustkorb

BRUSTWIRBEL KRÄFTIG AUSEINANDERZIEHEN

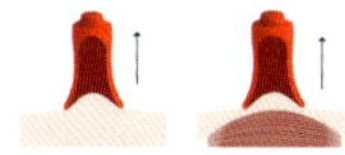

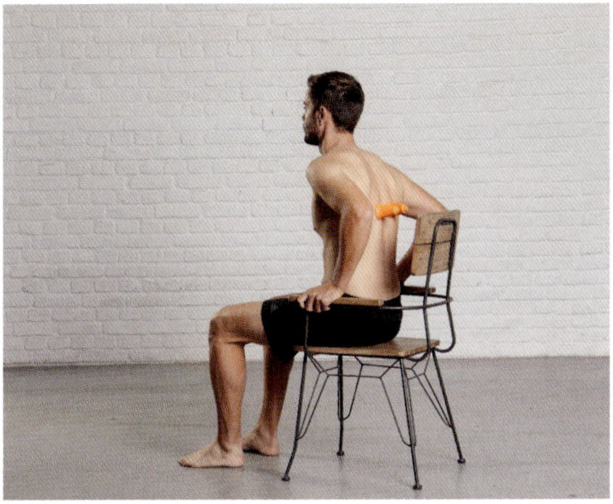

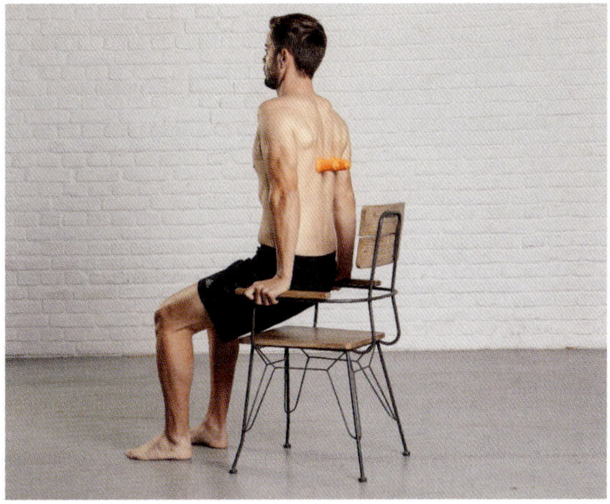

1 Setzen Sie sich aufrecht auf einen Stuhl mit Armlehnen. Platzieren Sie zwei große Cups rechts und links neben Ihre Brustwirbelsäule im mittleren Bereich.

2 Drücken Sie sich mit den Armen auf den Lehnen ab. Ihre Ellenbogen sind gestreckt. Halten Sie dieses Aufrichten möglichst eine Minute lang.

Aufgepasst

Ihre Füße bleiben am Boden. Ihr Brustbein zeigt nach vorn und oben. Zeigen Sie Ihre Goldmedaille, die im übertragenen Sinne um Ihren Hals hängt.

Warum

Mit dieser Übung ziehen Sie Ihre Brustwirbelsäule in die Länge. Das Cupping löst zusätzlich myofasziale Verspannungen neben der Wirbelsäule. Die Übung eignet sich auch gut gegen BWS-Syndrom, Schmerzen in der Brust, Steifigkeit in der Brust, Rippenblockaden, Atemstörungen, Morbus Scheuermann oder Morbus Bechterew.

RICHTIG AUFRICHTEN

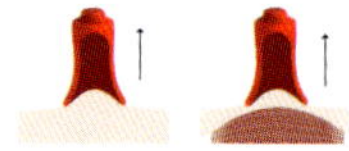

1 Platzieren Sie zwei große Cups rechts und links neben Ihrem Brustbein. Falten Sie Ihre Hände zusammen und legen Sie sie in Ihren Nacken. Die Ellenbogen zeigen nach vorn. Schlagen Sie Ihre Beine übereinander und lehnen Sie sich mit Ihrer mittleren Brustwirbelsäule an die Oberseite der Rückenlehne an.

2 Lehnen Sie sich jetzt mit der Einatmung etwas nach hinten und kommen Sie mit der Ausatmung wieder in die Ausgangsstellung.

Aufgepasst

Ihre Ellenbogen bleiben schulterbreit, Ihre Lendenwirbelsäule ist rund gebogen. Machen Sie kein Hohlkreuz.

Warum

Diese Übung löst Verspannungen und Blockierungen in der Brustwirbelsäule auf. Ihre Atmung vertieft sich. Myofasziale Verklebungen am Brustkorb werden gelöst. Die Übung wirkt auch gut gegen BWS-Syndrom, Schmerzen oder Steifigkeit in der Brust, Rippenblockaden, Atemstörungen, Morbus Scheuermann oder Morbus Bechterew.

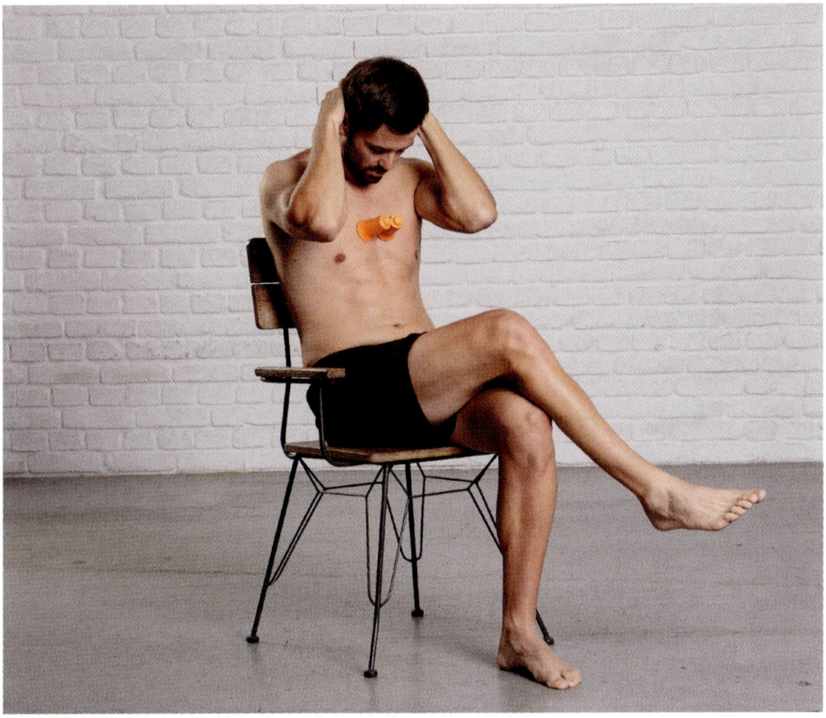

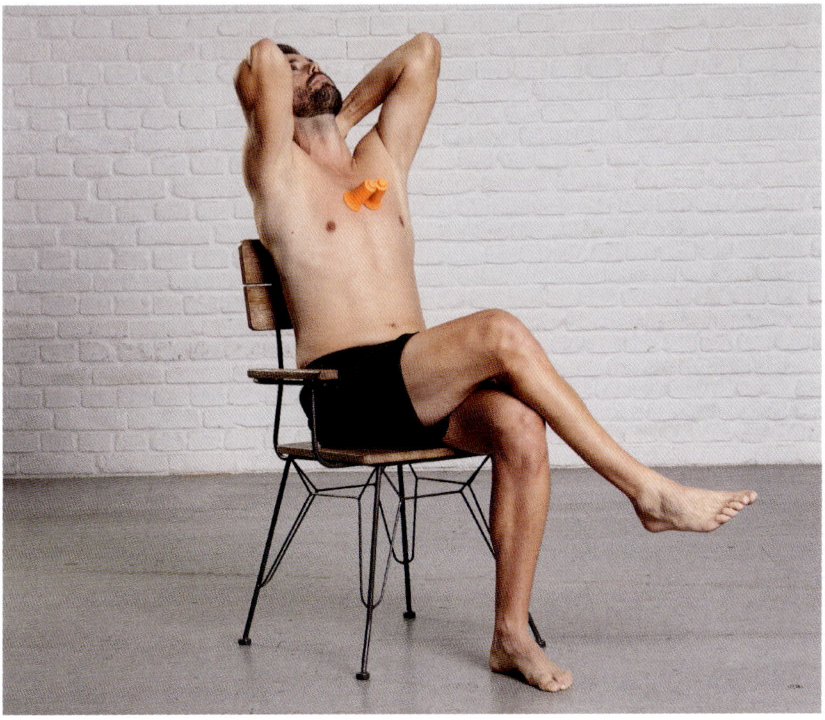

BRUSTBEINLÖSER

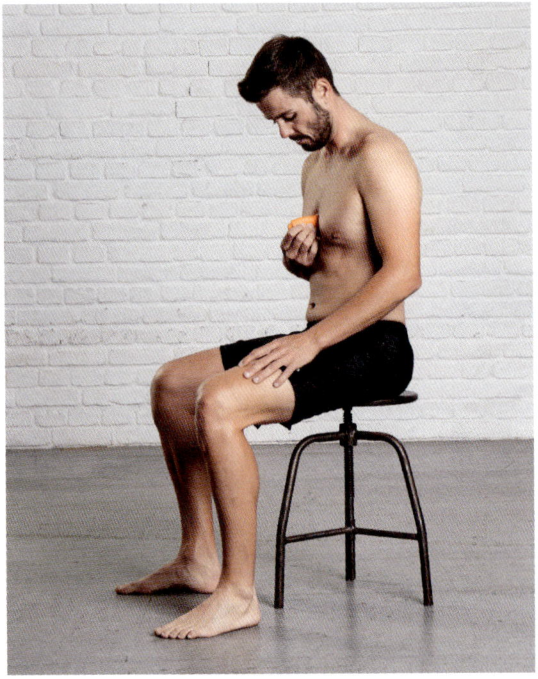

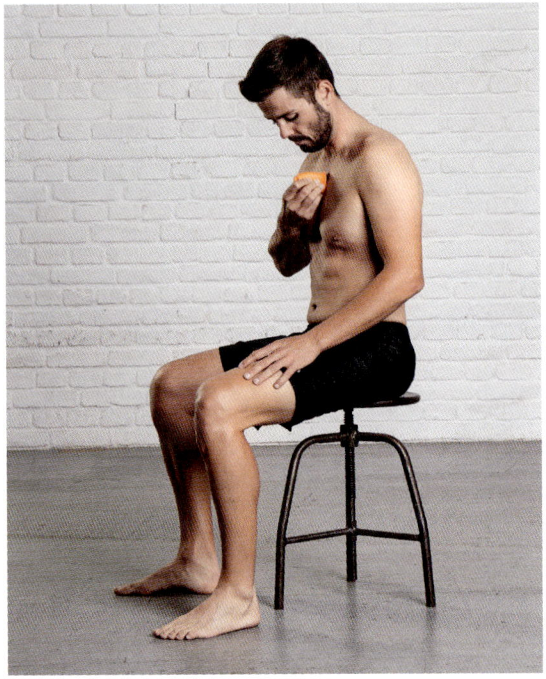

1 Setzen Sie sich aufrecht auf einen Stuhl. Gleiten Sie mit dem großen Cup sanft über Ihr Brustbein.

2 Schieben und ziehen Sie zehnmal mit dem großen Cup diagonal zu Ihrer linken Schulter, auf und ab.

Aufgepasst

Gleiten Sie, sofern Sie weiblich sein sollten, nicht über das Brustgewebe.

Warum

Mit dieser Übung lösen Sie fasziale Spannungen rund um das Brustbein und die großen Brustmuskel. Sie ist auch geeignet gegen BWS-Syndrom, Schmerzen in der Brust, COPD, Atemstörungen und Morbus Bechterew.

DIE GOLDMEDAILLE ZEIGEN

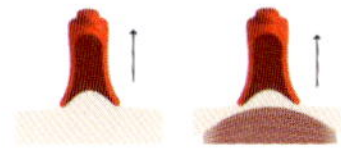

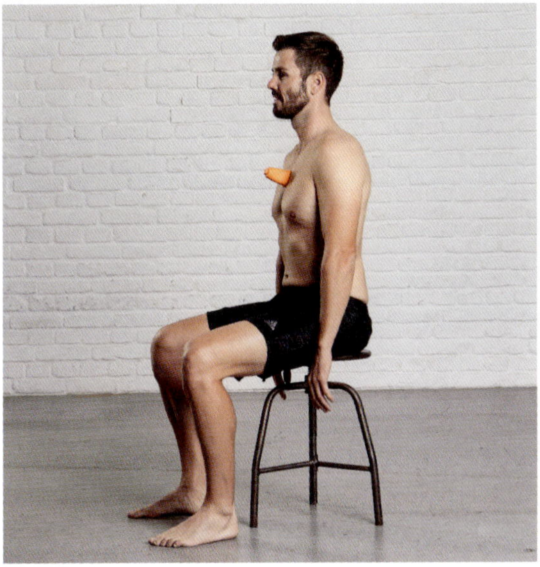

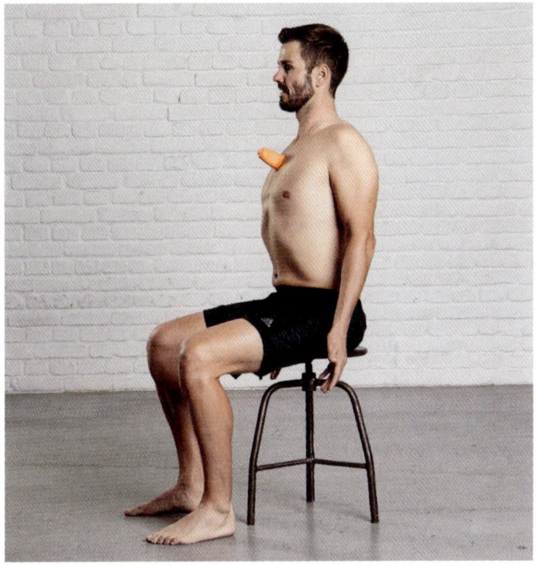

1 Setzen Sie sich aufrecht auf einen Stuhl. Platzieren Sie einen großen, weichen Cup auf Ihrem Brustbein. Atmen Sie aus.

2 Richten Sie sich auf, als würden Sie »die Goldmedaille« zeigen, und atmen Sie ein. Wiederholen Sie die Übung zehnmal.

Aufgepasst

Beim Aufrichten spüren Sie, wie sich Ihre Schulterblätter hinten zusammenziehen.

Warum

Mit dieser Übung bringen Sie Brustkorb und Brustwirbelsäule wieder ins Lot. Ihre Atmung vertieft sich und die myofaszialen Verspannungen in diesen Bereichen werden gelöst. Die Übung wirkt auch gut gegen BWS-Syndrom, Schmerzen und Steifigkeit in der Brust, Rippenblockaden, Atemstörungen und Morbus Scheuermann sowie Morbus Bechterew.

DREHMOBILISATION FÜR DIE WIRBELSÄULE

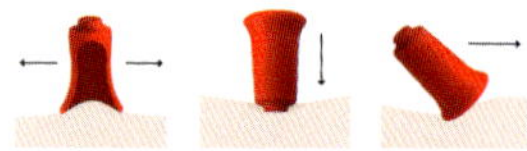

1 Legen Sie sich wie ein Embryo auf Ihre linke Seite. Strecken Sie Ihr unteres Bein aus. Gleiten Sie mit Ihrem rechten Handrücken hinter Ihren Kopf, so gut es geht. Ihr Blick kann dem rechten Ellenbogen folgen.

2 Nehmen Sie einen kleinen Cup in die linke Hand und gleiten Sie damit systematisch durch Ihre Zwischenrippenräume.

Aufgepasst

Nehmen Sie sich für die Drehmobilisation drei bis vier Minuten Zeit und spüren Sie die Befreiung des Brustkorbs und der Atmung.

Warum

Mit dieser Übung lösen Sie auf komplexe Art und Weise Ihre Verspannungen und Blockaden in der Brustwirbelsäule, im Brustkorb und in den myofaszialen Strukturen. Sie eignet sich auch gut bei BWS-Syndrom, Schmerzen und Steifigkeit in der Brust, Rippenblockaden, Atemstörungen, Morbus Scheuermann sowie Morbus Bechterew.

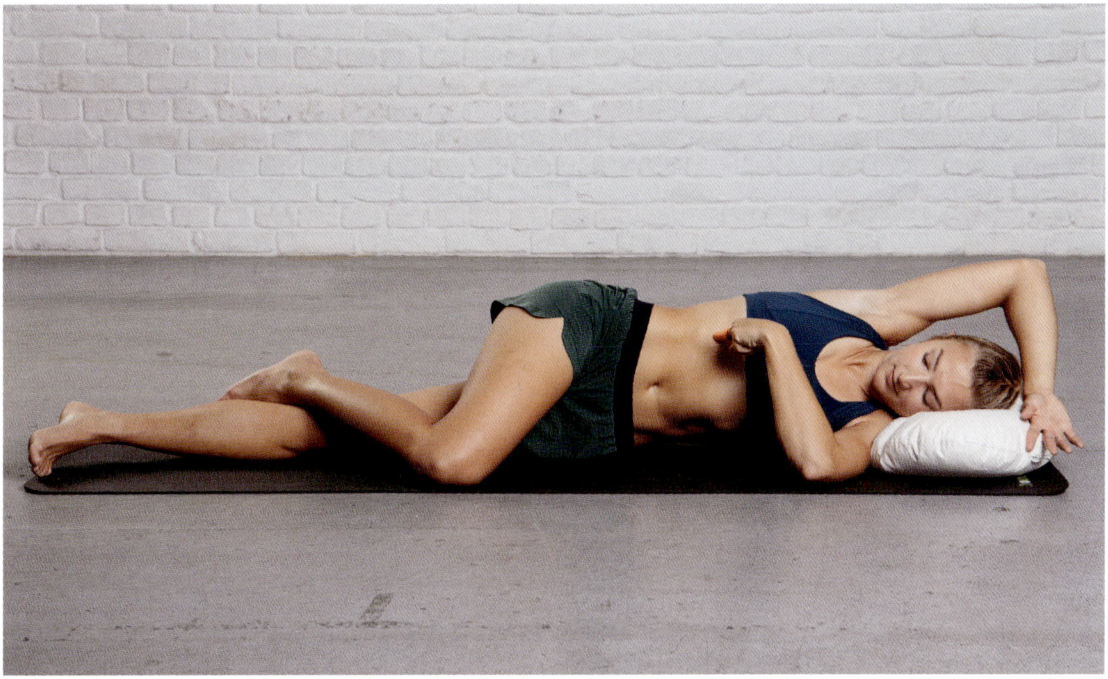

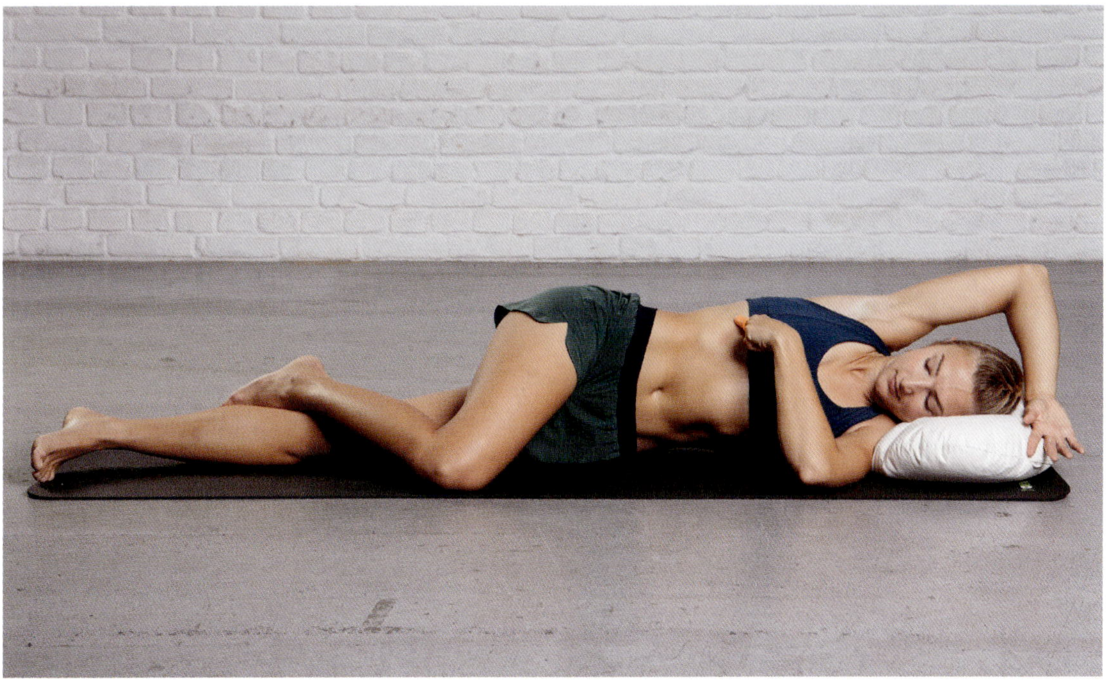

ATEMMOBILISATION

1 Ihr Kopf ruht entspannt auf einem Kissen. Ihr Becken ist mit einem Keilkissen unterlagert. Platzieren Sie einen großen, weichen Cup auf Ihrem Brustbein.

2 Heben Sie mit der Einatmung Ihre Arme so weit wie Sie können hoch – wenn es geht, bis hinter den Kopf.

3 Senken Sie mit der Ausatmung die Arme langsam in die Ausgangsstellung ab. Wiederholen Sie den Atem- und Bewegungsablauf zehnmal.

Aufgepasst

Versuchen Sie, Ihre Atmung der Bewegung genau anzupassen. Zur Atemschulung wird immer die Ausatmung betont.

Warum

Aus entlasteter Position heraus verhilft Ihnen diese Übung zu einer Atemvertiefung und der Lösung myofaszialer Strukturen. Sie eignet sich auch gegen BWS-Syndrom, Schmerzen und Steifigkeit in der Brust, Rippenblockaden, Atemstörungen, COPD, Morbus Scheuermann und Morbus Bechterew.

Expertentipp

Versuchen Sie, in Verbindung oder im Anschluss an die Atem- und Lösungsübungen zu gähnen. Das ist die beste Möglichkeit, Ihre Atmung zu regulieren und intensivieren. Sie befeuchten dadurch – innerlich und äußerlich – effektiv Ihre faszialen Strukturen. Oft bemerken Sie dabei: Ihr Mund wird feucht, die Augen tränen und die Nase läuft. Ebenso werden dabei tief in Ihrem Brustkorb alle Organe und insbesondere die Lunge befeuchtet. Gähnen Sie also, sooft Sie können. Immer wieder im Alltag bewusst zu gähnen, bringt Ihnen eine Art der Faszienreinigung. Ich bezeichne Gähnen auch als die ideale Faszientoilette für die Atmungsorgane.

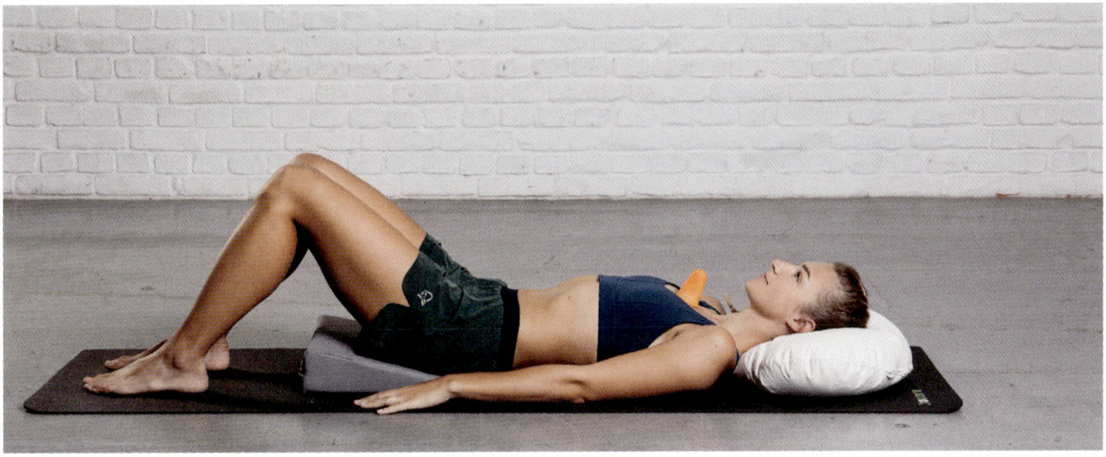

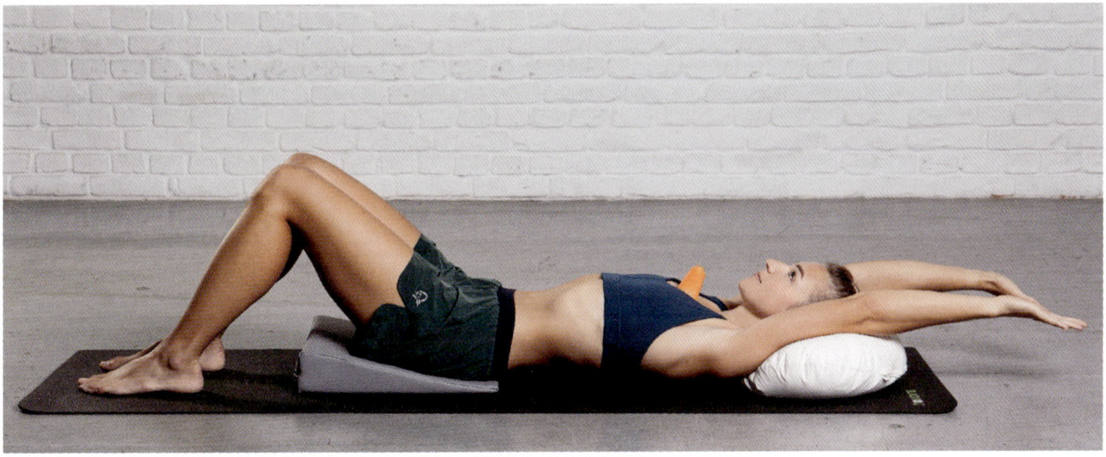

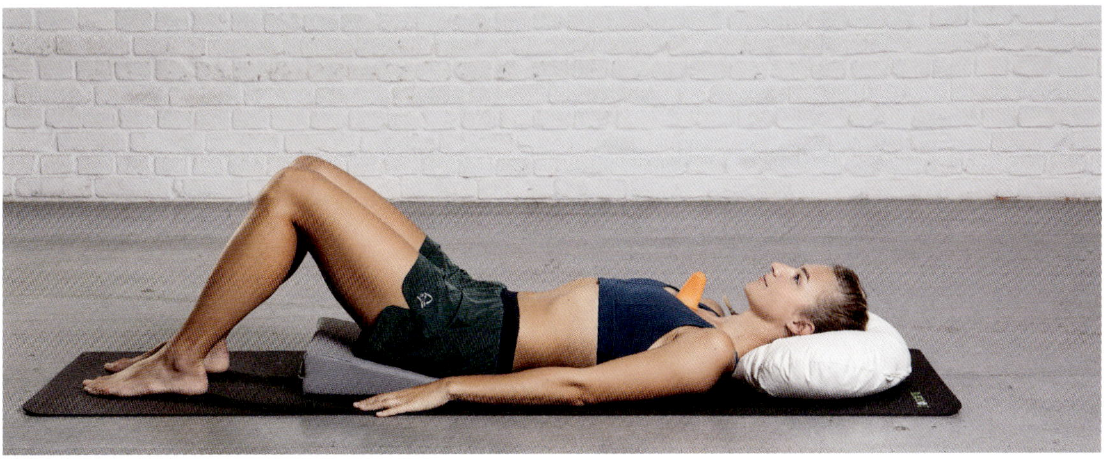

LENDENWIRBELSÄULE UND BECKEN

Kreuz- und Rückenschmerzen müssen nicht sein. Die tragenden Rollen, die Ihre Lendenwirbelsäule und Ihr Becken innehaben, sind oft ausschlaggebend, wenn es um quälende Beschwerden geht. Fachlich sauber ausgeführte Entlastungsübungen bringen auch solche kapitalen Herausforderungen wieder ins Lot. Die Bandscheiben können wieder auftanken, das heißt wieder Flüssigkeit ziehen, das Becken lockert sich.

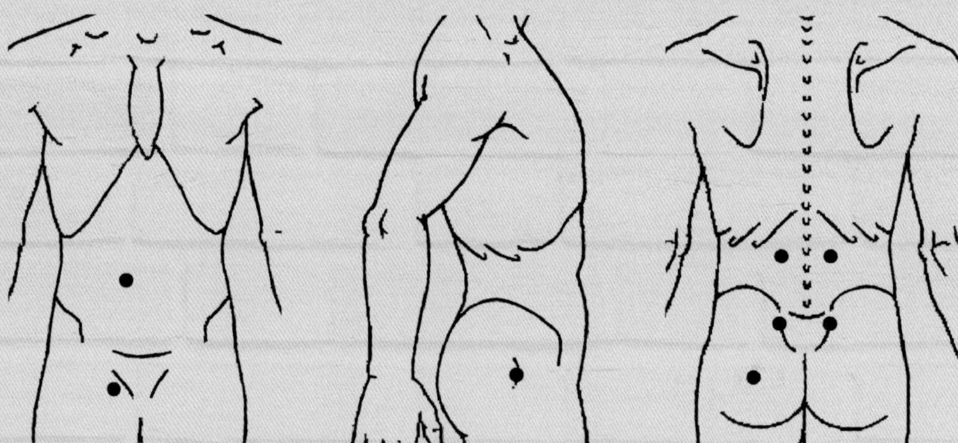

Anwendungspunkte an der Lendenwirbelsäule und am Becken

SEITLICHE MOBILISATION

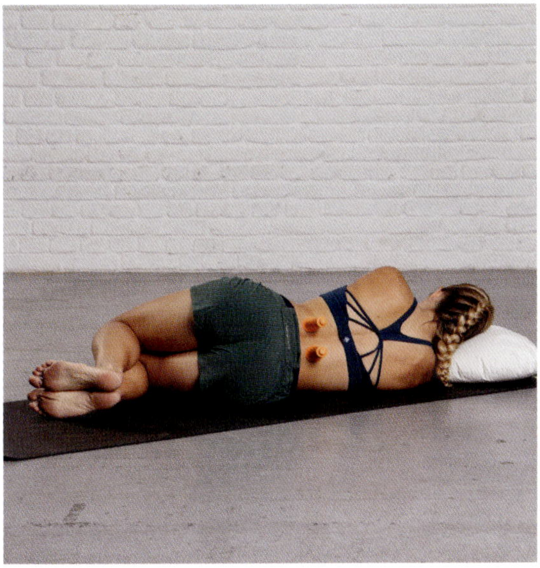

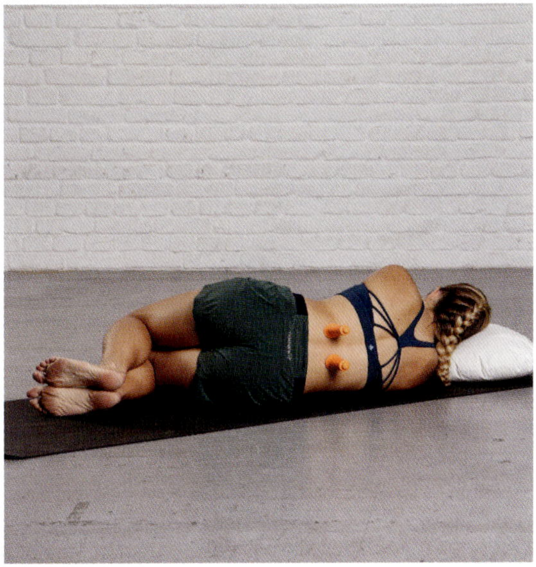

1 Legen Sie sich auf Ihre rechte Seite. Platzieren Sie zwei große Cups rechts und links neben Ihre Lendenwirbelsäule. Machen Sie ein Hohlkreuz.

2 Formen Sie eine Rundung mit Ihrer Lendenwirbelsäule und wiederholen Sie zehnmal die Hohlkreuz-Rundrücken-Bewegung.

Aufgepasst

Das Hohlkreuz wird nur leicht angedeutet, vermeiden Sie eine zu starke Spannung in der Lendenwirbelsäule.

Warum

Die Mobilisation aus der Seitenlage ist schmerzlösend und entspannend. Sie lösen myofasziale Spannungen im Rücken auf. Diese Übung ist auch gut gegen LWS-Syndrom, Blockaden der Lendenwirbelsäule, Spondylarthrose, Rückenschmerzen und Rückensteifigkeit.

SITZMOBILISATION

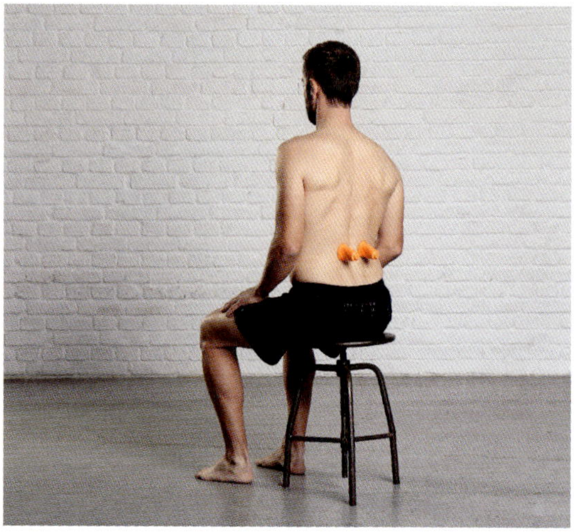

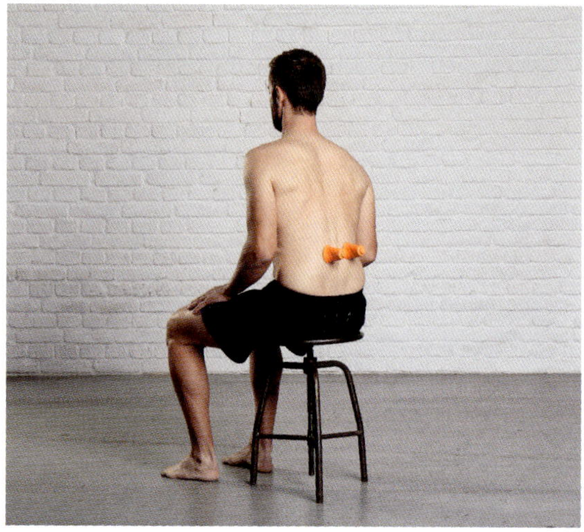

1 Setzen Sie sich aufrecht auf einen Hocker. Platzieren Sie zwei große Cups rechts und links neben Ihrer Lendenwirbelsäule. Machen Sie ein Hohlkreuz.

2 Formen Sie eine Rundung mit Ihrer Lendenwirbelsäule und wiederholen Sie zehnmal die Hohlkreuz-Rundrücken-Bewegung.

Aufgepasst

Das Hohlkreuz wird nur leicht angedeutet. Vermeiden Sie eine zu starke Spannung in der Lendenwirbelsäule. Die Bewegung sollte nur aus dem unteren Rücken kommen.

Warum

Die Mobilisation im Sitzen wirkt schmerzlösend und entspannend. Sie lösen Ihre myofaszialen Spannungen im Rücken effektiv auf. Diese Übung kann auch im Alltag – immer mal zwischendurch – durchgeführt werden. Sie hilft auch bei LWS-Syndrom, Blockaden der Lendenwirbelsäule, Spondylarthrose, Rückenschmerzen oder Rückensteifigkeit.

BECKENMOBILISATION

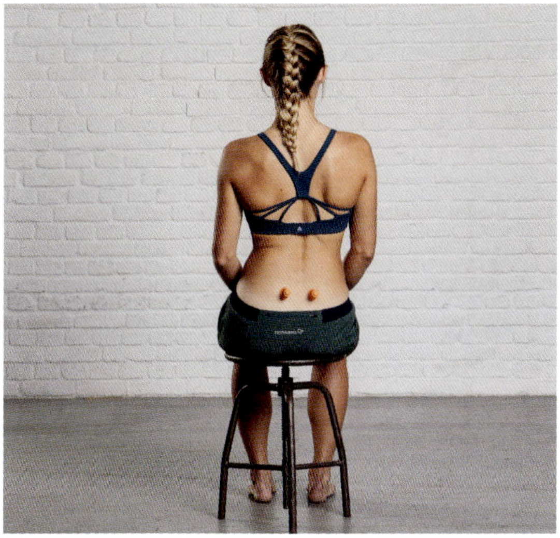

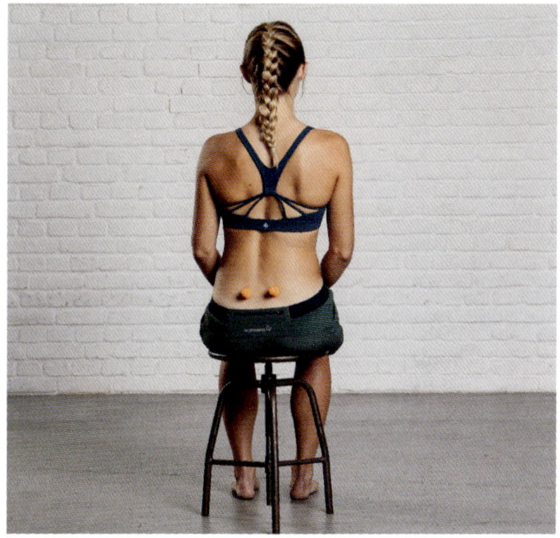

1 Setzen Sie sich auf einen Hocker. Platzieren Sie zwei kleine Cups rechts und links auf Ihren Beckengrübchen. Schieben Sie das rechte Knie nach vorn und ziehen Sie das linke zu sich hin.

2 Strecken Sie das linke Knie nach vorn und ziehen Sie das rechte Knie zu sich hin. Wechseln Sie die Positionen zehnmal hintereinander.

Aufgepasst

Ihre Füße bleiben fest auf dem Boden stehen und sollten nicht verrutschen.

Warum

Mit dieser Übung mobilisieren Sie Ihre Beckengelenke (ISG) und die umgebenden myofaszialen Strukturen. Sie eignet sich gut gegen Beckenringstörungen, ISG-Affektion, ISG-Blockaden, Piriformis-Syndrom, Iliopsoas-Syndrom, Hamstrings-Syndrom oder Steißbeinstörungen (Coccygodynie).

HIPDROP

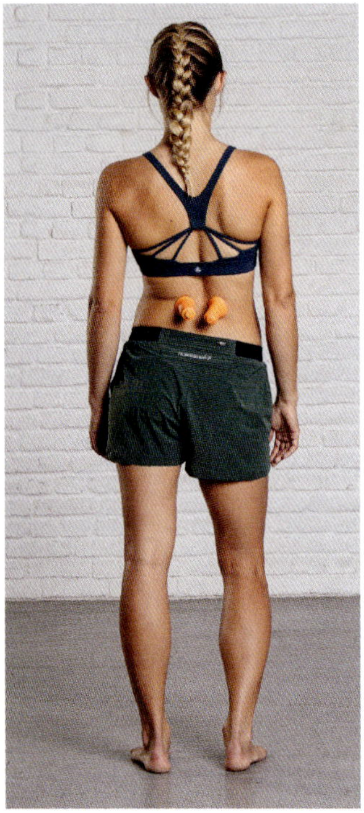

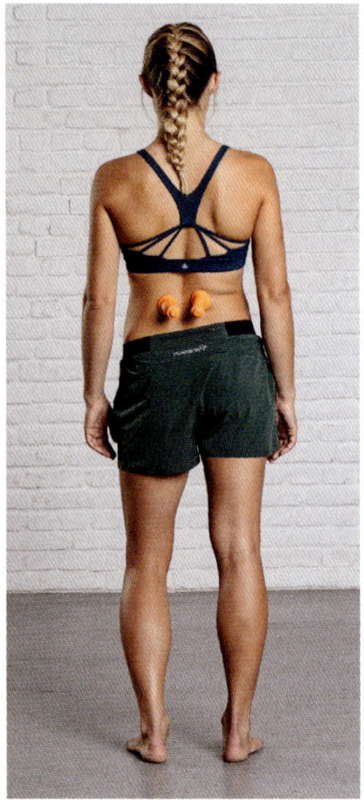

1 Stellen Sie sich aufrecht hin. Platzieren Sie jeweils zwei große Cups neben Ihre Wirbelsäule im Übergang von der Brust- zur Lendenwirbelsäule, rechts und links. Lassen Sie Ihr rechtes Knie locker nach vorn außen fallen (Man nennt das auch: Die Hüfte des Spielbeins abtropfen lassen).

2 Lassen Sie Ihr linkes Knie nach vorn außen fallen. Wiederholen Sie die Positionen zehnmal.

Aufgepasst

Ihr Standbein bleibt gestreckt am Boden stehen.

Warum

Diese Übung löst Verspannungen und Blockaden im Beckenring, in den Hüften und der Lendenwirbelsäule wieder auf. Die betroffenen myofaszialen Strukturen werden wieder gelöst. Die Übung wirkt ebenfalls gut gegen LWS-Syndrom, Spondylarthrose, Rückenschmerzen, Rückensteifigkeit, ISG-Affektion, ISG-Blockade, Beckenringstörungen, Piriformis-Syndrom, Iliopsoas-Syndrom, Hamstrings-Syndrom, Coccygodynie, Coxarthrose, Tractus-iliotibialis-Syndrom sowie die Golferhüfte.

ENTLASTUNG AN DER WAND

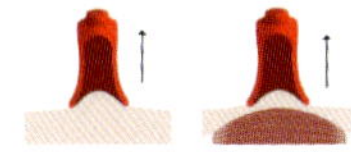

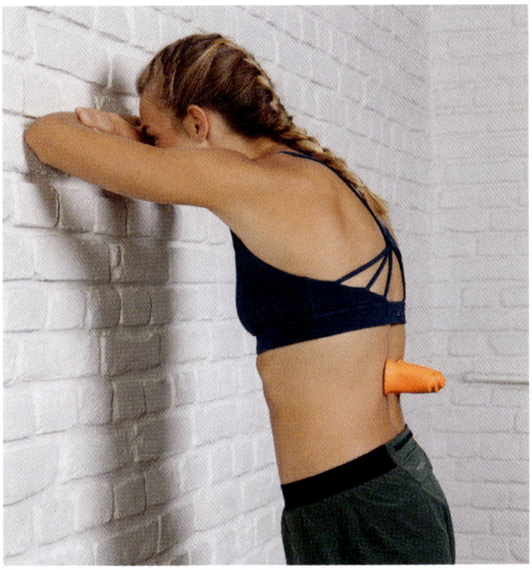

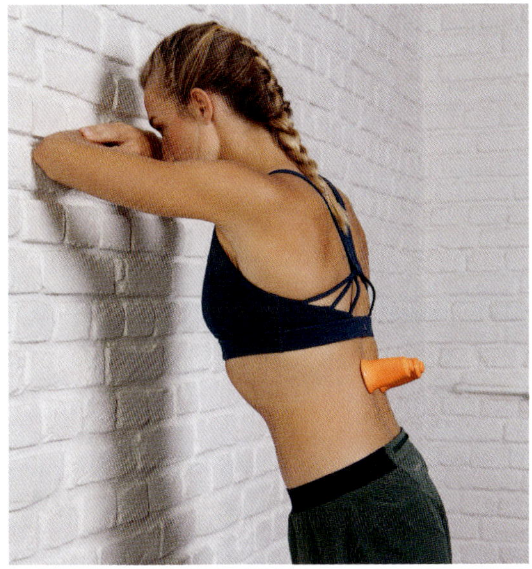

1 Platzieren Sie zwei große Cups neben Ihrer Wirbelsäule im Übergang von Brust- zur Lendenwirbelsäule. Stellen Sie sich frontal, in Schrittstellung, vor eine Wand. Das vordere rechte Bein ist belastet. Legen Sie Ihre verschränkten Arme auf Kopfhöhe dagegen. Ihre Stirn ruht auf Ihren Armen. Atmen Sie tief ein. Heben Sie Ihr Brustbein wandwärts nach oben (»Zeigen Sie der Wand die Goldmedaille!«).

2 Lösen Sie die Position mit der Ausatmung und wiederholen Sie den Vorgang zehnmal.

Aufgepasst

Verlieren Sie nicht die Belastungsbetonung auf Ihrem vorderen Bein.

Warum

Diese Übung entlastet Ihre Lendenwirbelsäule und löst die myofaszialen Strukturen in den betroffenen Bereichen. Sie eignet sich gut gegen LWS-Syndrom, Blockaden der Lendenwirbelsäule, Spondylarthrose, Rückenschmerzen oder Rückensteifigkeit.

RÜCKENDRÜCKER

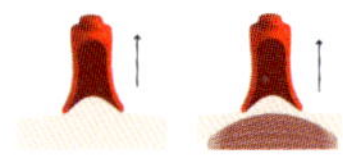

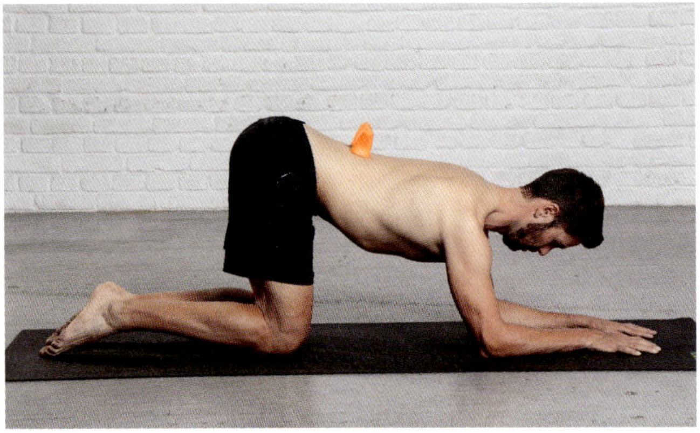

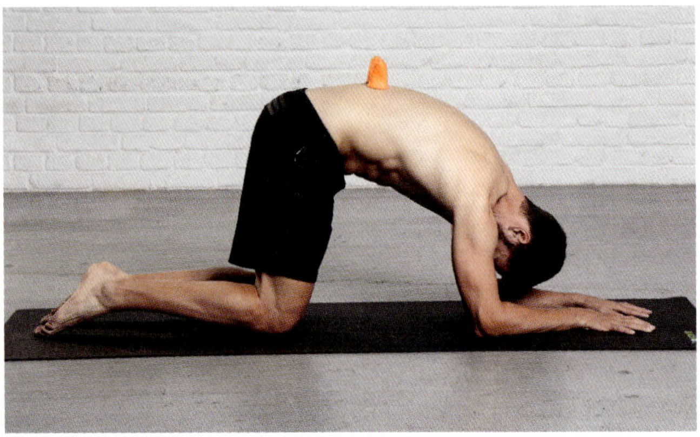

1 Platzieren Sie zwei große Cups rechts und links von Ihrer Lendenwirbelsäule. Gehen Sie in den Ellenbogenkniestand. Formen Sie ein leichtes Hohlkreuz. Ihr Blick richtet sich auf die Matte.

2 Formen Sie einen Rundrücken mit Ihrer Lendenwirbelsäule. Wiederholen Sie diese Bewegung zehnmal. Rundrücken und Hohlkreuz wechseln sich ab.

Aufgepasst

Bewegen Sie ausschließlich Ihre Lendenwirbelsäule. Die übrige Wirbelsäule bleibt neutral ausgerichtet.

Warum

Mit dieser Übung mobilisieren Sie Ihre Lendenwirbelsäule und lösen die betroffenen myofaszialen Veränderungen. Sie ist gut gegen LWS-Syndrom, Blockaden der Lendenwirbelsäule, Spondylarthrose, Rückenschmerzen und Rückensteifigkeit geeignet.

PÄCKCHEN – STRECKEN UND ZIEHEN

1 Platzieren Sie zwei große Cups rechts und links von Ihrer Lendenwirbelsäule. Begeben Sie sich in den Fersensitz. Der Blick ist nach unten gerichtet. Spüren Sie den leichten, angenehmen Zug in Ihrer Lendenwirbelsäule?

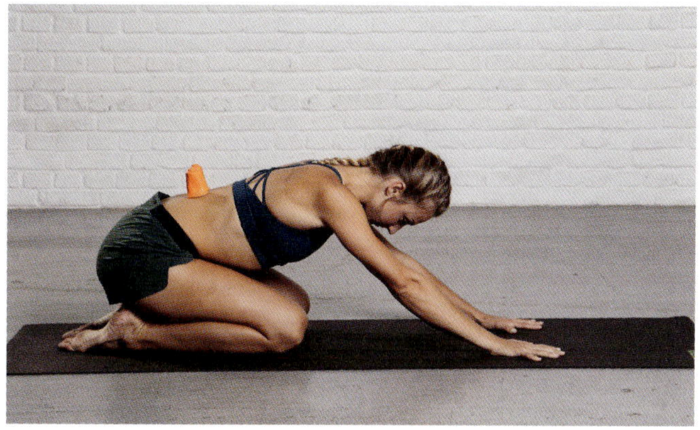

2 Schieben Sie Ihren Oberkörper eine Minute lang auf den gestreckten Armen nach vorn. Bleiben Sie in dieser Position, kommen Sie wieder zurück und wiederholen Sie das Ganze dreimal.

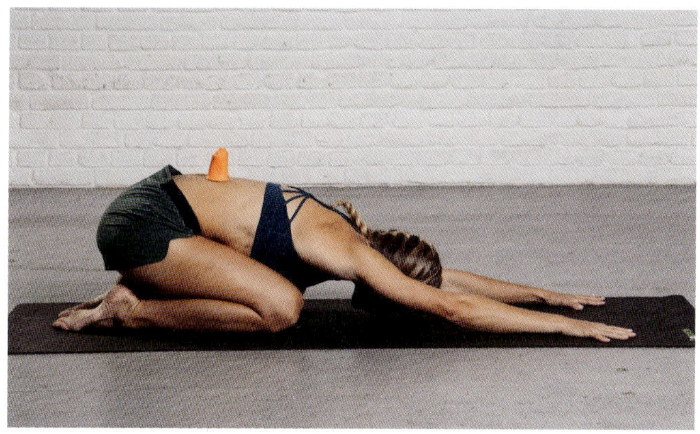

Aufgepasst

Ihr Blick bleibt auf die Matte ausgerichtet.

Warum

Mit dieser Übung üben Sie einen Zug auf Ihre Lendenwirbelsäule aus. Sie befreien sich von myofaszialen Veränderungen in diesem Bereich. Die Übung wirkt gut gegen LWS-Syndrom, Blockaden der Lendenwirbelsäule, Spondylarthrose, Rückenschmerzen und Rückensteifigkeit.

KRAFTTRAINING I

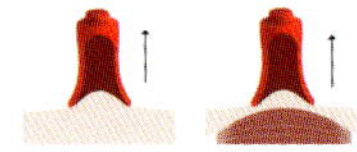

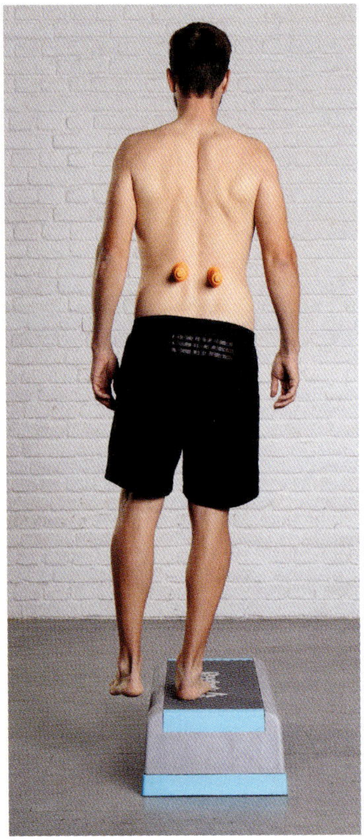

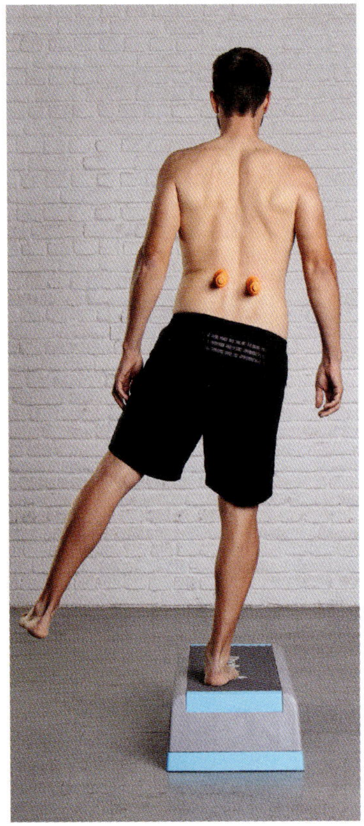

1 Platzieren Sie zwei große Cups rechts und links von Ihrer Lendenwirbelsäule. Stellen Sie sich aufrecht auf eine Stufe. Ihr rechtes Bein bleibt gestreckt darauf stehen. Das linke Bein steht frei in der Luft.

2 Führen Sie zehnmal das freie Bein seitlich nach außen, etwa 45 Grad vom Körper weg, und kommen Sie in die Ausgangsstellung zurück. Wiederholen Sie die Übung auf der anderen Seite.

Aufgepasst

Das Standbein auf der Stufe bleibt gestreckt.

Warum

Diese Übung trainiert Ihre Gesäßmuskulatur auf der Standbeinseite und entlastet und befreit Sie gleichzeitig von myofaszialen Verspannungen im Lendenwirbelbereich. Sie eignet sich gut gegen Beckenringstörungen, LWS-Syndrom oder Glutealschwäche.

KRAFTTRAINING II

1 Platzieren Sie zwei große Cups rechts und links von Ihrer Lendenwirbelsäule. Stellen Sie sich aufrecht auf eine Stufe. Ihr rechtes Bein bleibt gestreckt darauf stehen. Das linke Bein hängt mit seiner Eigenschwere nach unten.

2 Ziehen Sie Ihr linkes Bein zehnmal – die Fußspitze zeigt nach vorn – auf die Höhe des rechten Beines.

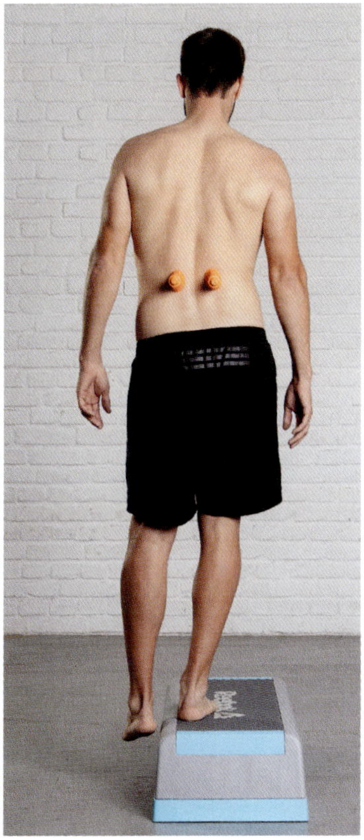

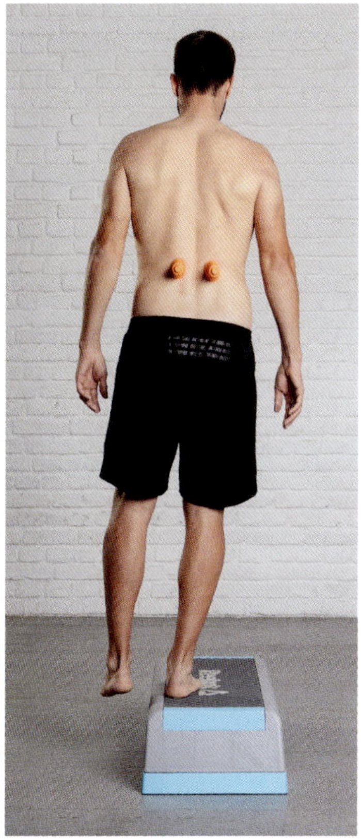

Aufgepasst

Das Standbein auf der Stufe bleibt gestreckt.

Warum

Diese Übung trainiert Ihre Gesäßmuskulatur auf der Standbeinseite und entlastet Sie gleichzeitig von myofaszialen Verspannungen im Lendenwirbelbereich. Sie ist auch gegen Beckenringstörungen, LWS-Syndrom und Glutealschwäche geeignet.

HÜFTE, KNIE UND FÜSSE

Flugs auf die Beine kommen und gut zu Fuß unterwegs sein, das ist keine Utopie. Sie dürfen optimistisch sein. Denn beispielsweise Beinachsenstörungen und Kniebeschwerden können stetig und erfolgreich verbessert werden. Ihr kontinuierliches Einüben wird Sie mit neuer Freude an der Bewegung belohnen.

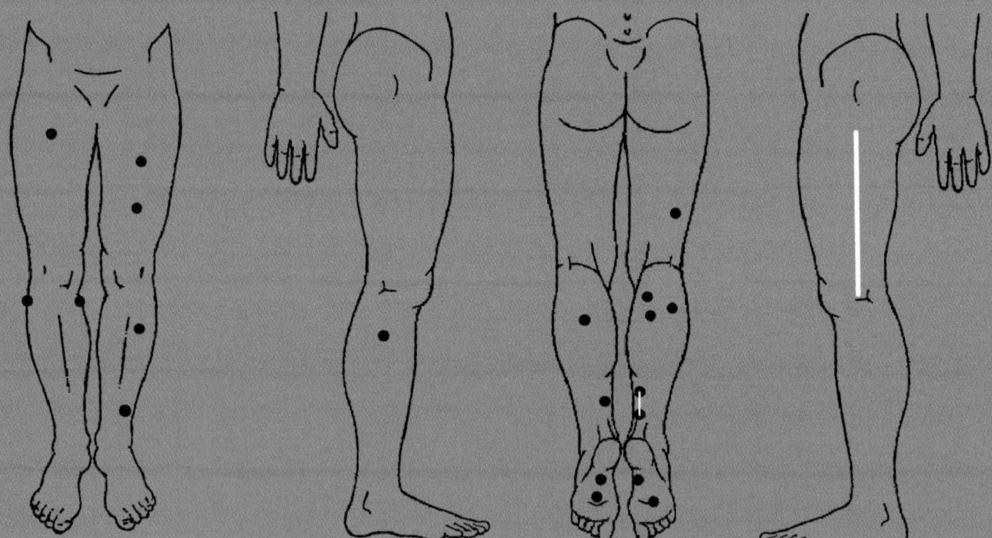

Anwendungspunkte an Hüfte, Knie und Füßen

KAPSELDEHNUNG

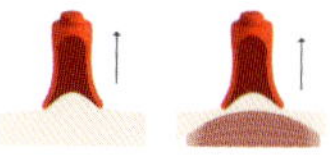

1 Platzieren Sie den großen Cup auf Ihrem linken Hüftgelenk. Stellen Sie sich frontal zu einer Wand. Setzen Sie Ihr rechtes Bein nach vorn, in eine Schrittstellung. Drehen Sie Ihr linkes Bein mit der Fußspitze einwärts.

2 Verlagern Sie Ihr Körpergewicht auf das vordere rechte Bein und bleiben Sie eine Minute lang in dieser Position.

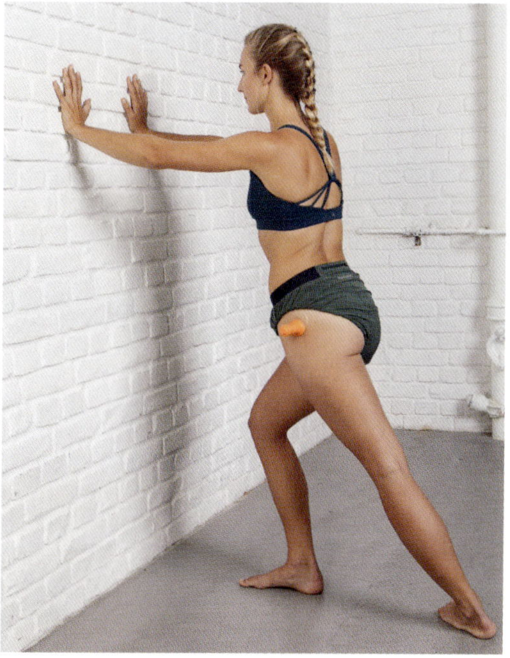

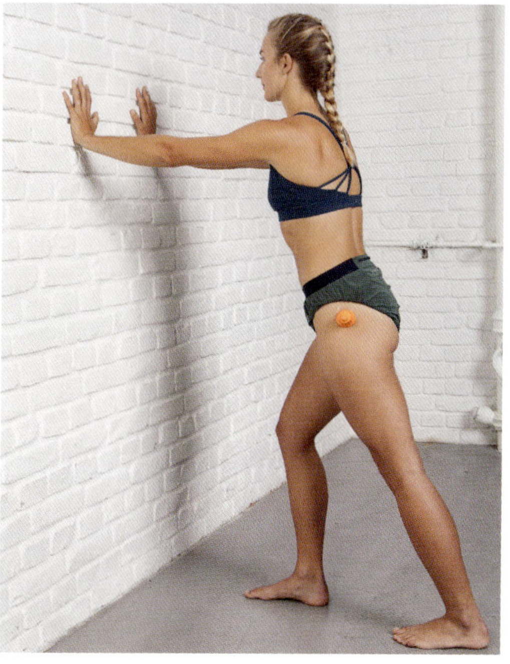

Aufgepasst

Beide Fersen bleiben auf dem Boden stehen. Bitte berücksichtigen Sie, dass diese Übung nicht geeignet ist, falls Sie gerade eine Hüftoperation hatten.

Warum

Sie dehnen mit dieser Übung die Gelenkkapsel Ihrer linken Hüfte und entkrampfen die myofaszialen Strukturen in diesem Körperbereich. Die Übung eignet sich auch gut gegen Coxarthrose, Tractus-iliotibialis-Syndrom sowie Golferhüfte.

ROTATIONSMOBILISATION

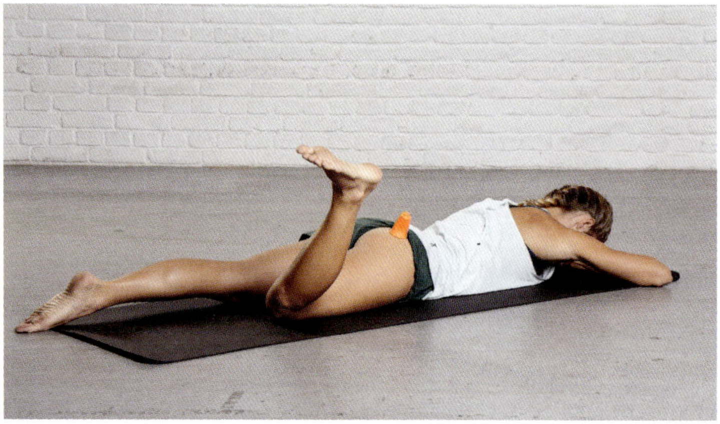

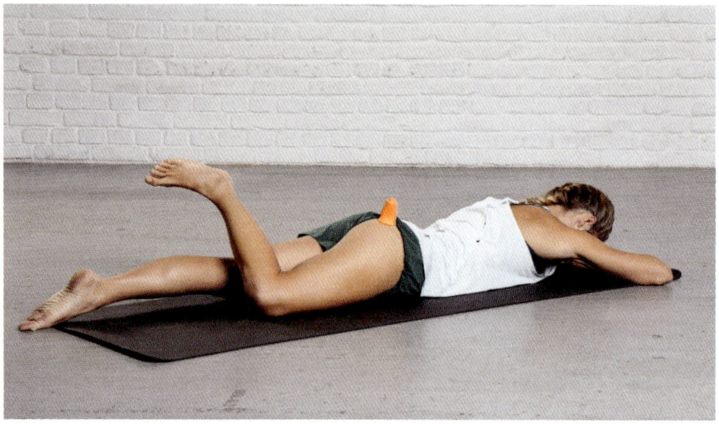

1 Platzieren Sie den großen Cup auf dem Triggerpunkt Ihres rechten *Musculus piriformis*. Legen Sie sich auf den Bauch. Ihre Stirn ruht auf den verschränkten Armen. Winkeln Sie Ihren rechten Unterschenkel an und bewegen Sie ihn etwa 45 Grad nach außen.

2 Bewegen Sie anschließend Ihren rechten Unterschenkel etwa 45 Grad einwärts. Wiederholen Sie diese Bewegung zehnmal.

Aufgepasst

Ihr rechter Beckenstachel bleibt auf der Unterlage liegen.

Warum

Mit dieser Übung mobilisieren Sie Ihr Hüftgelenk rotatorisch und lösen myofasziale Verklebungen im Piriformisbereich. Sie wirkt auch gut gegen Coxarthrose, Tractus-iliotibialis-Syndrom, Golferhüfte, Adduktorendysfunktion und Piriformis-Syndrom.

AB- UND ADDUKTION

1 Legen Sie sich auf den Rücken und stellen Sie das rechte Bein auf. Platzieren Sie den großen Cup auf den Triggerpunkt des rechten *Musculus pectineus*.

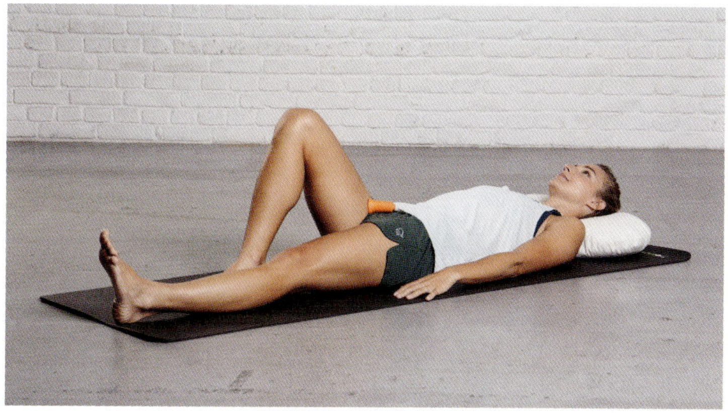

2 Bewegen Sie Ihr rechtes Bein leicht um 45 Grad nach außen und dann zurück in die Ausgangsstellung. Wiederholen Sie diese Bewegung zehnmal.

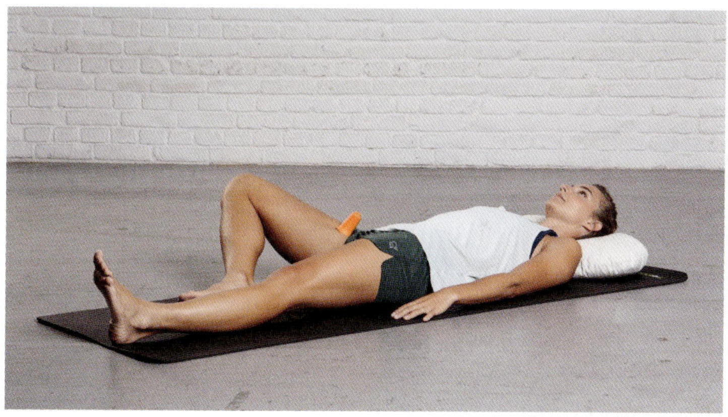

Aufgepasst

Die linke Gesäßhälfte bleibt auf der Unterlage liegen und dreht sich nicht auf, löst sich also nicht von der Unterlage.

Warum

Bei Hüftbeschwerden sind oft die Adduktoren beteiligt. Mit dieser Übung lösen Sie myofasziale Veränderungen in diesem Bereich wieder auf. Sie wirkt auch gut gegen Coxarthrose, Tractus-iliotibialis-Syndrom, Golferhüfte und Adduktorendysfunktion.

DEN HÜFTBEUGER LÖSEN

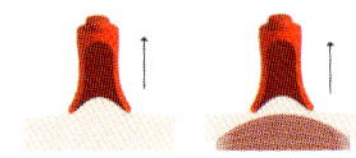

1 Stellen Sie sich rückwärts an eine Tischkante. Platzieren Sie einen großen Cup rechts neben Ihrem Bauchnabel und einen großen Cup auf den Triggerpunkt des *Musculus iliopsoas* mittig auf dem Oberschenkel. Umgreifen Sie Ihr linkes Bein und legen Sie sich langsam auf Ihren Rücken. Der Hinterkopf ist mit einem Kissen unterlagert. Ihr rechtes Bein hängt herunter.

2 Lassen Sie Ihr Bein zwei Minuten lang herabhängen und spüren Sie der Dehnung im Hüftbeugebereich nach. Anschließend ziehen Sie Ihr rechtes Knie wieder an und richten sich zum Sitzen auf.

Aufgepasst

Halten Sie Ihr linkes Bein gut fest, damit die Spannung erhalten bleibt.

Warum

Der Hüftbeugemuskel ist häufig bei Hüftbeschwerden verkürzt und myofaszial verklebt. Mit dieser Übung lösen Sie Ihre Beschwerden punktgenau. Die Übung ist auch gut gegen Iliopsoas-Syndrom, Coxarthrose, Tractus-iliotibialis-Syndrom, Golferhüfte, Adduktorendysfunktion, Rückenschmerzen in der Lendenwirbelsäule sowie Beckenringstörungen geeignet.

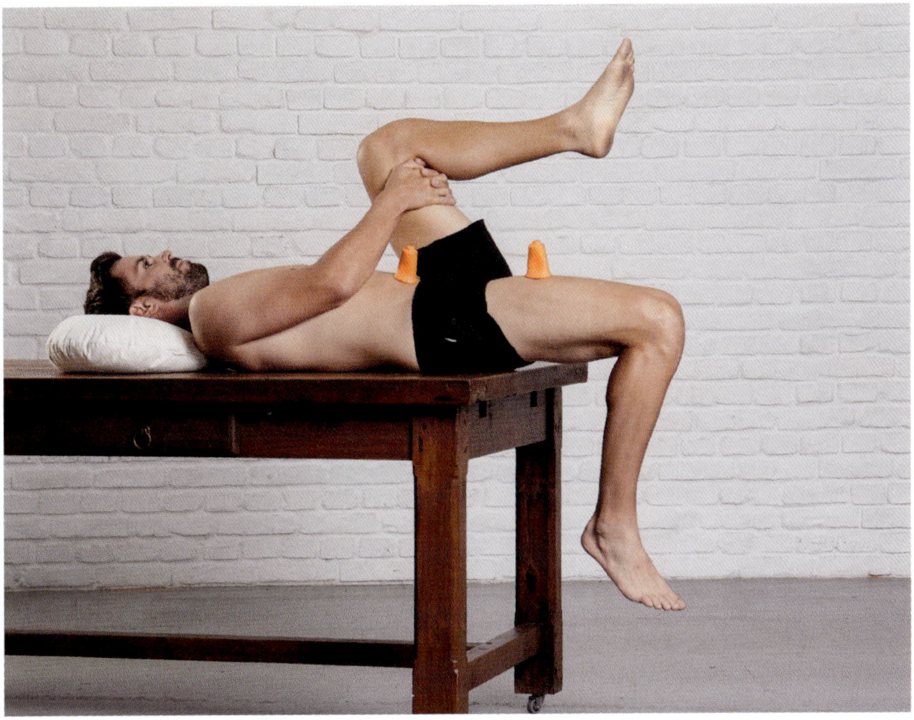

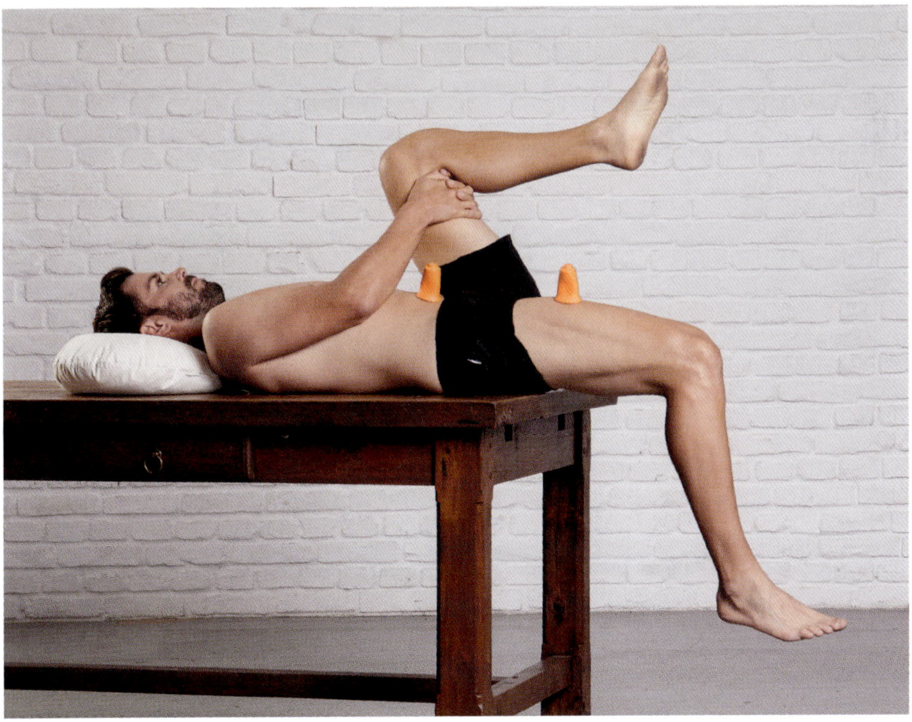

DIE HOSENNAHT LÖSEN

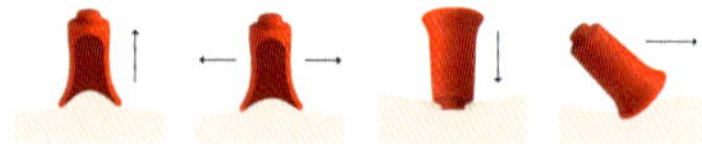

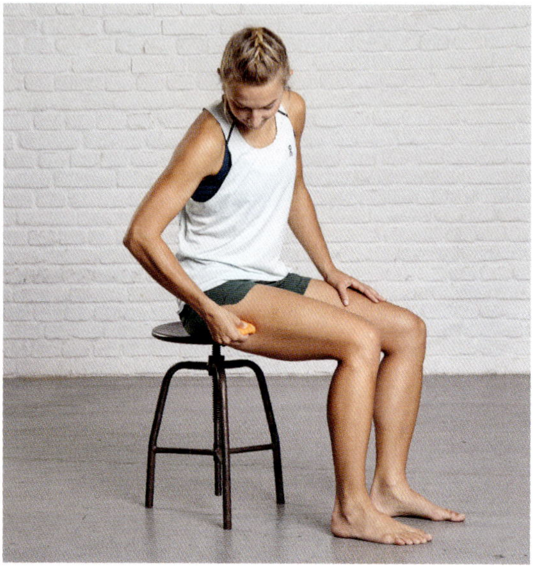

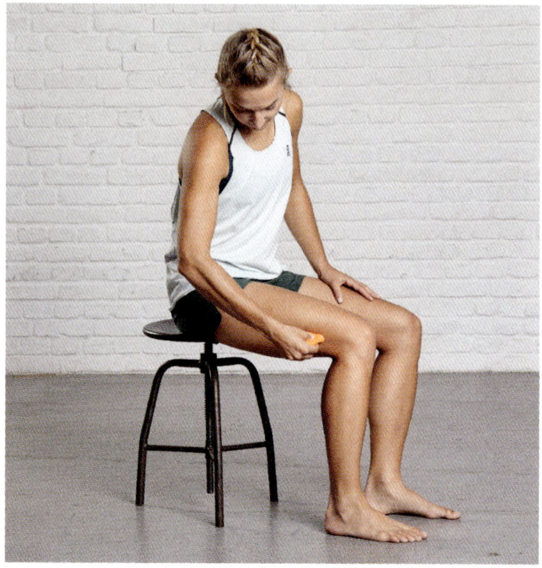

1 Platzieren Sie einen großen Cup im Bereich Ihrer Hüfte auf die imaginäre Hosennaht (*Tractus iliotibialis*).

2 Gleiten Sie zehnmal an einer imaginären Hosennaht entlang auf und ab.

Aufgepasst

Beginnen Sie sanft mit einem weichen Cup. An der »Hosennahtlinie« ist alles extrem schmerzempfindlich.

Warum

Störungen in den Faszien unterhalb der »Hosennaht« sind Auslöser vieler Beschwerden im Lendenwirbelsäulen-, Becken-, Hüft- und Kniebereich. Daher ist die Auflösung myofaszialer Störungen hier besonders wichtig. Die Übung wirkt auch bei Tractus-iliotibialis-Syndrom, Coxarthrose, Golferhüfte, Adduktorendysfunktion, Rückenschmerzen in der Lendenwirbelsäule, Beckenringstörungen und Kniebeschwerden.

KNIEZUG

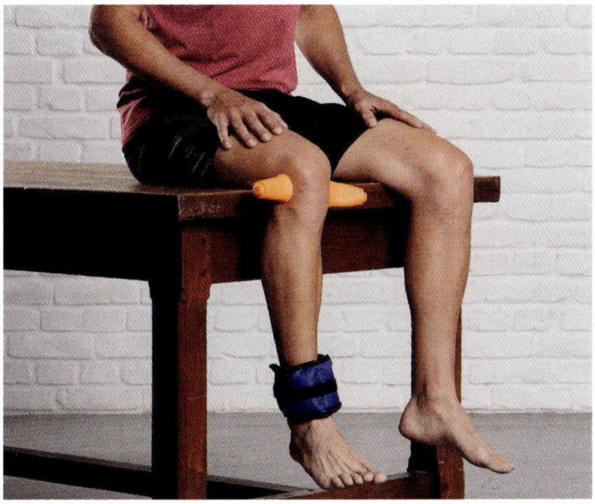

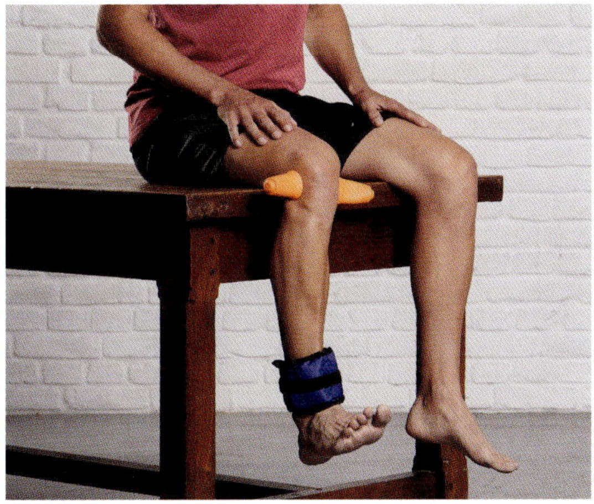

1 Setzen Sie sich auf eine Tischkante. Legen Sie eine Gewichtsmanschette oberhalb Ihres rechten Sprunggelenks an. Platzieren Sie zwei große Cups auf der Außen- und Innenseite des Gelenkspalts Ihres rechten Knies. Lassen Sie den rechten Unterschenkel locker zwei bis drei Minuten lang herabhängen.

2 Ziehen Sie zwischendurch fünfmal Ihre Fußspitze hoch und lassen Sie sie dann wieder locker.

Aufgepasst

Strecken Sie Ihr Knie nicht nach vorn aus.

Warum

Mit dieser Übung ziehen Sie zur Schmerzentlastung Ihr Kniegelenk sanft auseinander. Die myofaszialen Störungen können damit nachhaltig beseitigt werden. Die Übung eignet sich auch gut gegen Gonarthrose, Meniskusläsionen, Chondropathia patellae, Patellaspitzen-Syndrom, Popliteus-Syndrom oder Fibula-Blockade.

KNIESCHEIBENSCHUB

1 Setzen Sie sich auf eine Matte. Platzieren Sie zwei große Cups auf Ihren vorderen Oberschenkelstrecker (*Rectus femoris*). Unterlagern Sie Ihre Kniekehle mit einer Rolle. Legen Sie Ihre beiden Handteller übereinander von vorn oben auf Ihre Kniescheibe.

2 Schieben Sie sanft lösend mit den Handtellern fünfmal sanft Ihre Kniescheibe fußwärts und lassen Sie zwischendurch den Schub los.

Aufgepasst

Drücken Sie Ihre Kniescheibe nicht auf Ihr Kniegelenk. Heben Sie die Kniescheibe eher in einem leichten Bogen darüber.

Warum

Mit dieser Übung lösen Sie die Blockaden in Ihren Kniescheiben auf und befreien Ihren Oberschenkelmuskel von myofaszialen Veränderungen. Sie wirkt ebenfalls gut gegen Rectus-femoris-Syndrom, Gonarthrose, Meniskusläsionen, Chondropathia patellae, Patellaspitzen-Syndrom, Popliteus-Syndrom und Fibula-Blockaden.

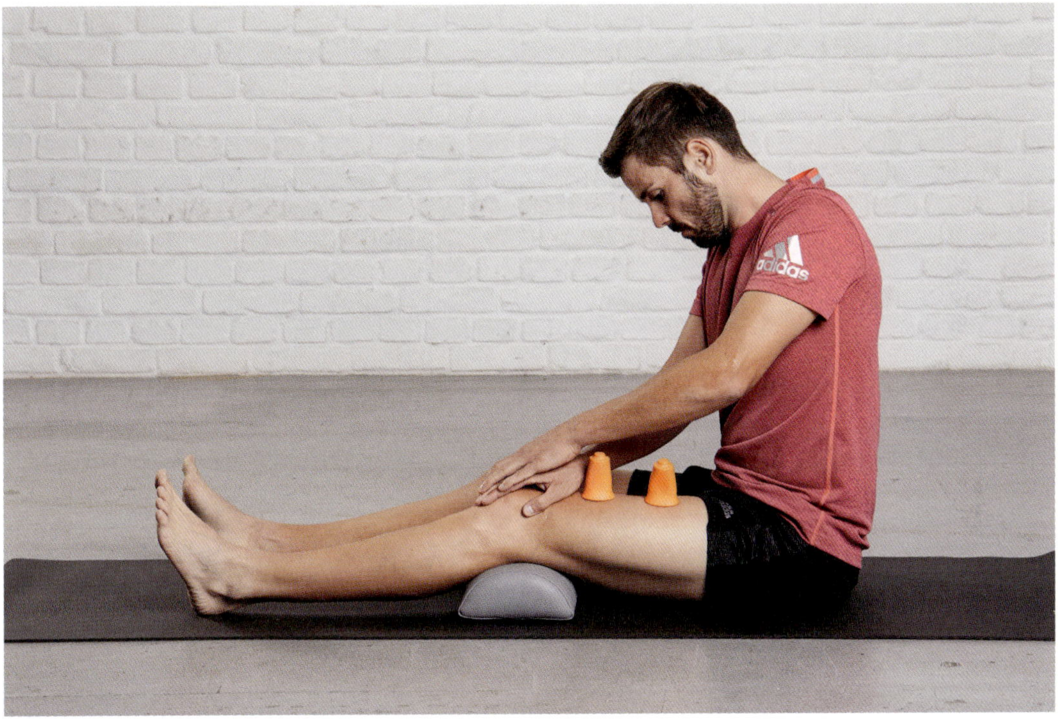

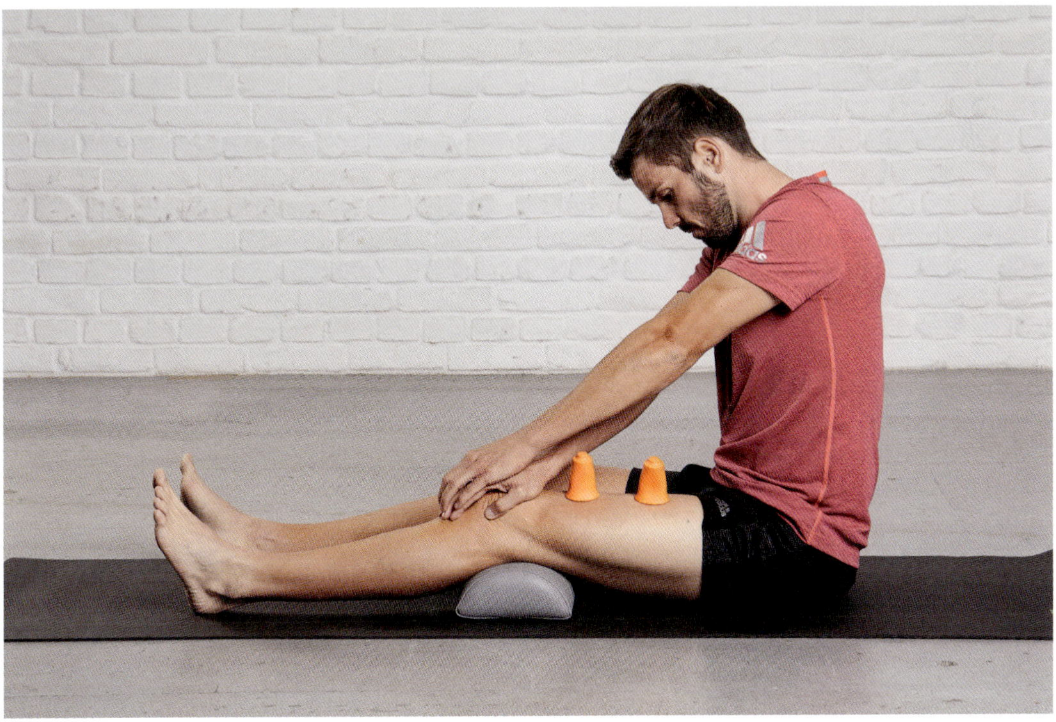

DAS KNIE LÖSEN

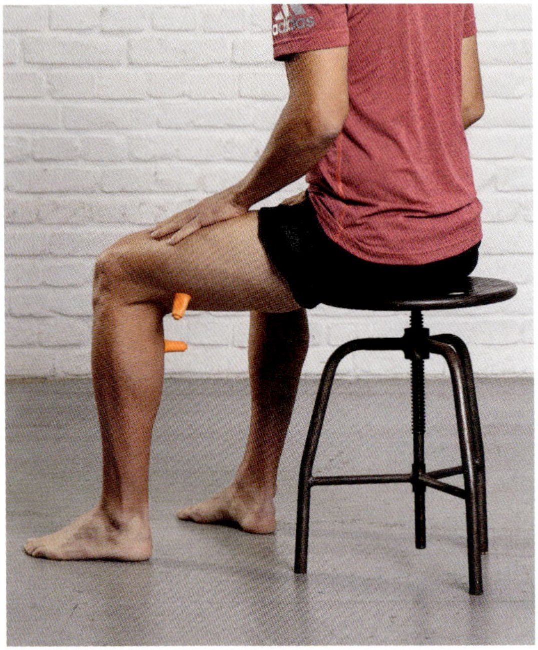

1 Setzen Sie sich auf einen Hocker. Ober- und Unterschenkel sollten einen 90-Grad-Winkel bilden. Platzieren Sie jeweils einen kleinen Cup auf den Triggerpunkt des linken *Musculus popliteus* sowie auf den Triggerpunkt des linken *Biceps femoris*.

2 Heben und senken Sie zehnmal Ihre rechte Fußspitze.

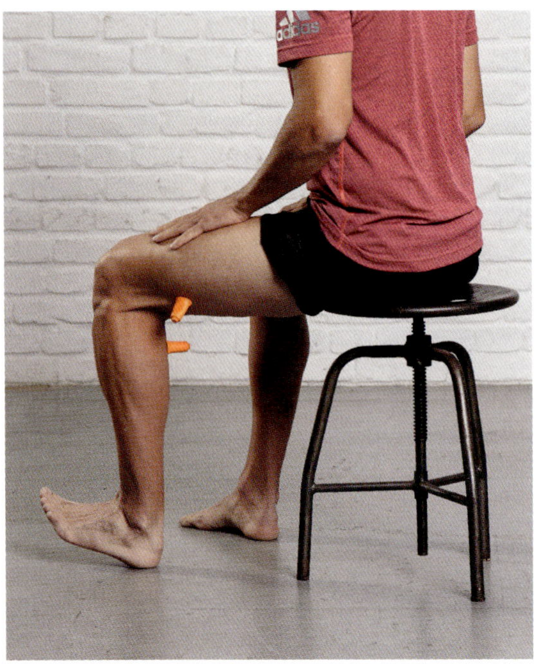

Aufgepasst

Die rechte Ferse bleibt auf dem Boden stehen.

Warum

Mit der myofaszialen Lösung der Triggerpunkte befreien Sie Ihr Knie von Überlastungen. Die Übung ist gut gegen Biceps-femoris-Syndrom, Gonarthrose, Meniskusläsionen, Chondropathia patellae, Patellaspitzen-Syndrom, Popliteus-Syndrom oder Fibula-Blockade geeignet.

WADENDEHNUNG

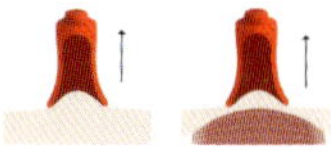

1 Platzieren Sie einen großen und einen kleinen Cup auf die Triggerpunkte *des Musculus gastrocnemius*, also auf die Wade Ihres rechten Unterschenkels. Stellen Sie sich aufrecht hin. Die Fußspitze Ihres rechten Fußes steht auf einem Wadendehnkeil.

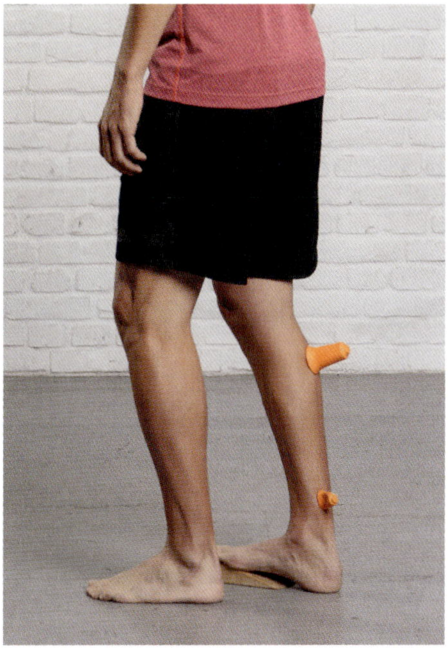

2 Machen Sie einen kleinen Schritt nach vorn. Verlagern Sie Ihr Gewicht auf das vordere linke Bein und bleiben Sie so eine Minute lang stehen.

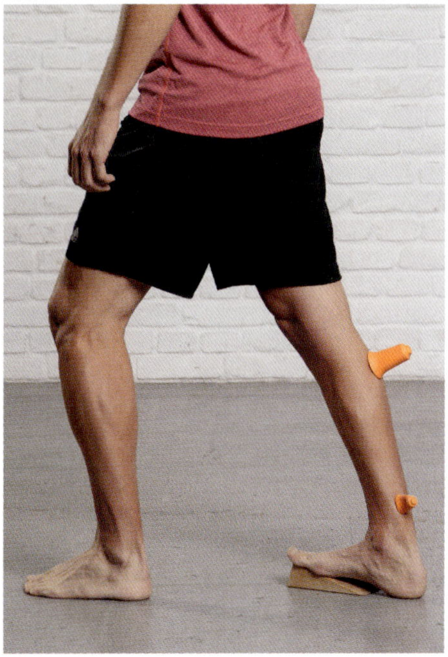

Aufgepasst

Harren Sie einfach in dieser aufrechten Stellung aus. Beide Fersen bleiben auf dem Boden.

Warum

Die oberflächlichen und die tiefen Wadenmuskulaturen sind oft myofaszial verändert. Dehnung und Lösung bringen Entlastung für Ihre Knie- und Fußgelenke. Die Übung wirkt auch gut gegen Stand- und Gangunsicherheit, Gonarthrose, Meniskusläsionen, Chondropathia patellae, Patellaspitzen-Syndrom, Popliteus-Syndrom, Fibula-Blockierung, Totalendoprothese, Rectus-femoris-Syndrom, Biceps-femoris-Syndrom, Achillodynie, Fersensporn und Sprunggelenkarthrose (oberes Sprunggelenk).

DAS WADENBEIN MOBILISIEREN

1 Platzieren Sie einen kleinen Cup auf Ihren Triggerpunkt am *Musculus peroneus* (seitlicher Fußhebermuskel). Legen Sie sich auf den Bauch. Ihr Knie und Ihr Fuß sind in einem 90-Grad-Winkel zueinander platziert.

2 Ziehen Sie Ihren Fuß zehnmal in Richtung der Unterlage und wieder in die Ausgangsstellung zurück.

Aufgepasst

Die Fußspitze wird nur nach unten mobilisiert. Machen Sie also keinen Spitzfuß.

Warum

Ein blockiertes Wadenbein kann zu Knie- und Fußbeschwerden führen. Mit dieser Übung lösen Sie diese gelenkige Struktur und myofaszial die beteiligten Bereiche. Sie ist auch bei Stand- und Gangunsicherheit, Gonarthrose, Meniskusläsionen, Chondropathia patellae, Patellaspitzen-Syndrom, Popliteus-Syndrom, Fibula-Blockierung, Totalendoprothese, Rectus-femoris-Syndrom, Biceps-femoris-Syndrom, Achillodynie, Fersensporn und Sprunggelenkarthrose (oberes Sprunggelenk) geeignet.

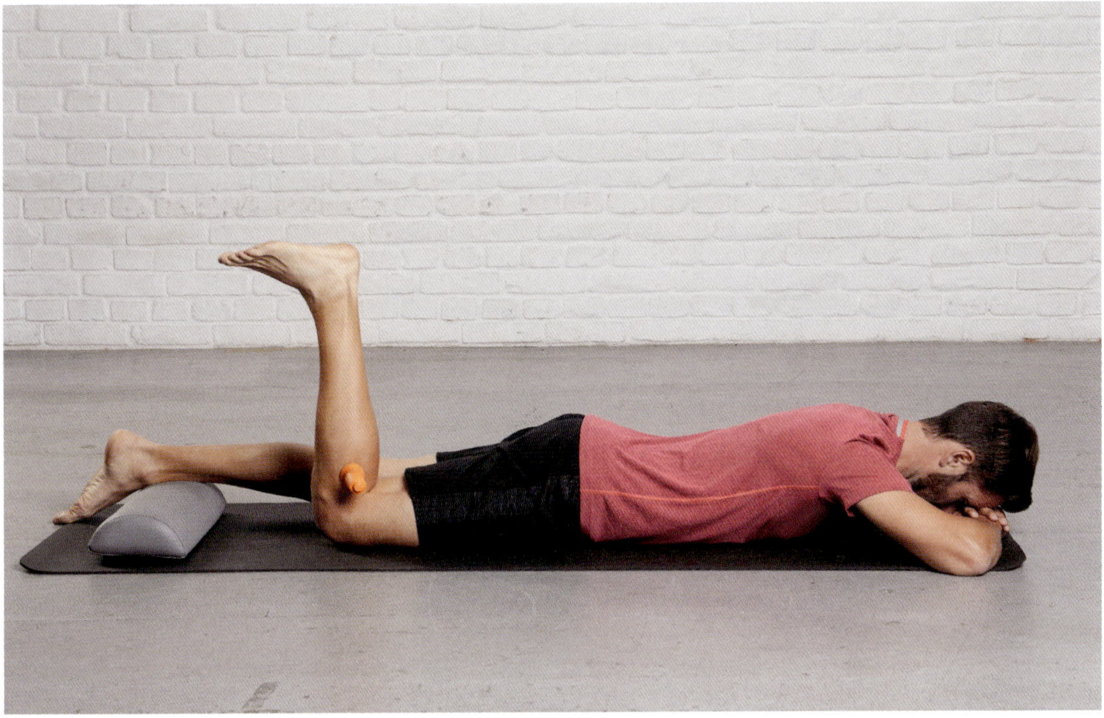

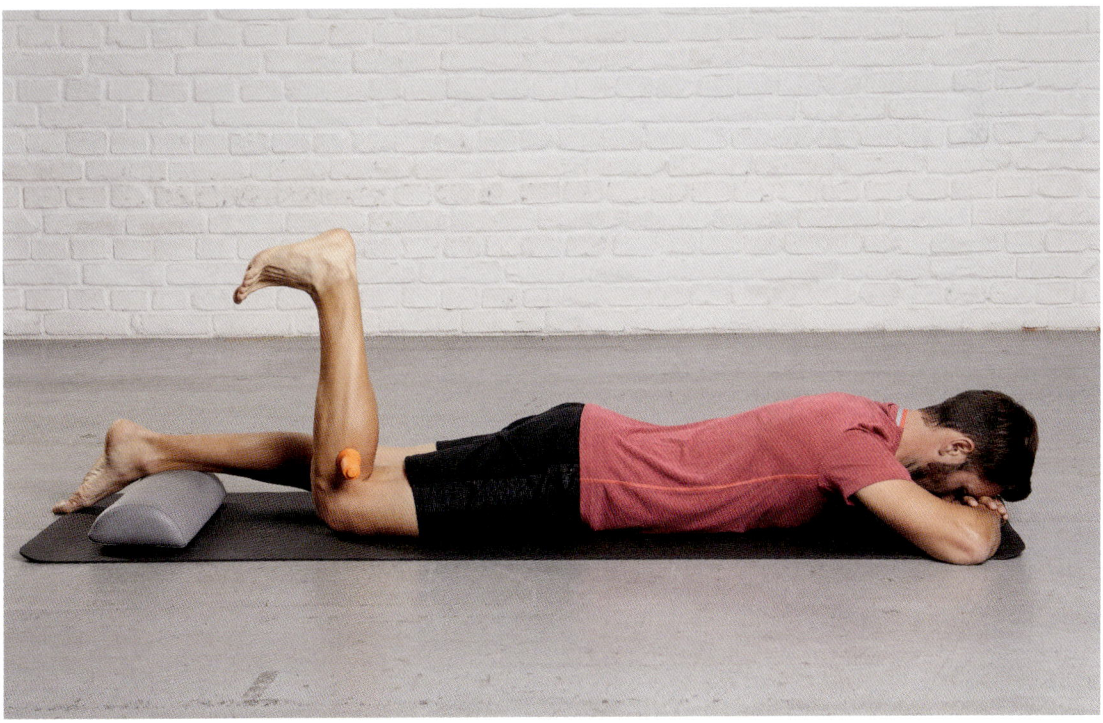

DIE FUSSSOHLE BEFREIEN

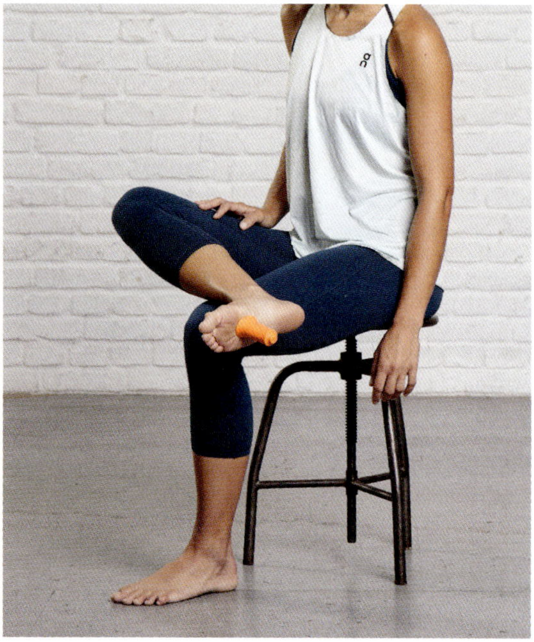

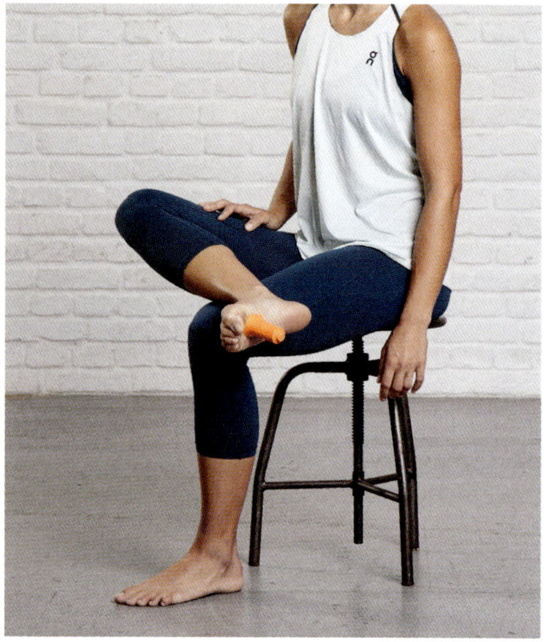

1 Setzen Sie sich auf einen Hocker. Legen Sie das rechte über das linke Bein. Ziehen Sie Ihre Fußspitze hoch. Platzieren Sie den großen Cup mittig auf Ihre Fußsohle

2 Krallen Sie zehnmal kräftig Ihre Zehen ein und lösen Sie sie wieder.

Aufgepasst

Die Fußspitze bleibt hochgezogen.

Warum

Mit dieser Übung aktivieren Sie Ihr Fußgewölbe und lösen myofasziale Verspannungen Ihrer Fußsohle. Sie eignet sich auch gut gegen Achillodynie, Fersensporn, Sprunggelenkarthrose (oberes und unteres Sprunggelenk), Hallux valgus, Hallux rigidus, bei Hammerzeh und Wadenkrampf.

HALLUX LÖSEN

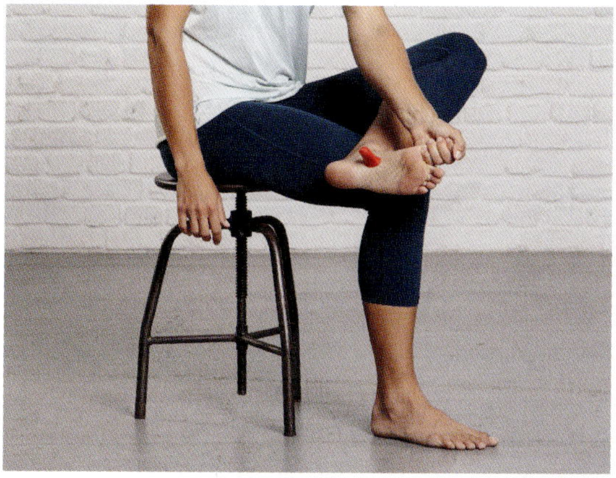

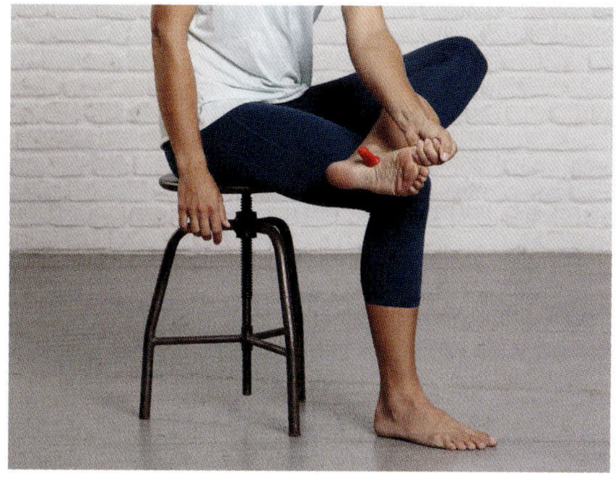

1 Setzen Sie sich auf einen Hocker. Legen Sie das linke über das rechte Bein. Ziehen Sie Ihre Fußspitze hoch. Platzieren Sie den kleinen Cup auf den spitzen Knochen (*Os naviculare*) an Ihrer Fußinnenseite oberhalb der Ferse. Umgreifen Sie mit Ihrer linken Hand Ihren großen Zeh wie einen Steuerknüppel.

2 Krallen Sie zehnmal kräftig die freien vier Zehen ein und lösen Sie sie im Wechsel.

Aufgepasst

Fangen Sie vorsichtig an. Anfangs kann es noch schwerfallen, die Bewegung auszuführen.

Warum

Der Hallux entsteht primär durch eine Fehlstellung im Mittelfußbereich. Hier kann man mithilfe der Übung entscheidend korrigierend eingreifen. Myofasziale Begleitverklebungen werden so wieder gelöst. Die Übung ist auch bei Sprunggelenkarthrose (oberes und unteres Sprunggelenk) geeignet.

HALLUXSCHMERZ, ADE

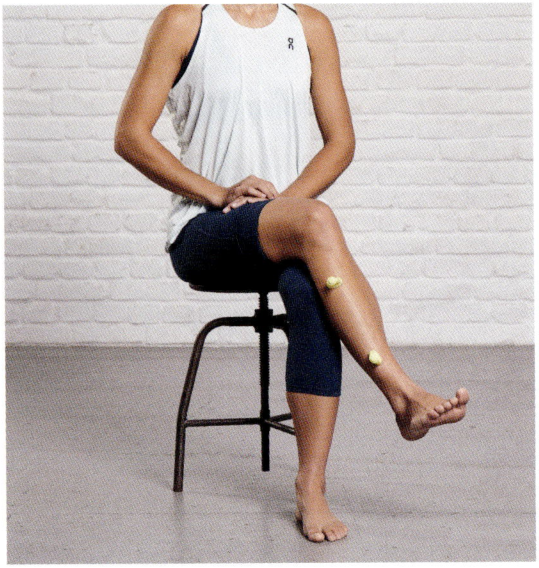

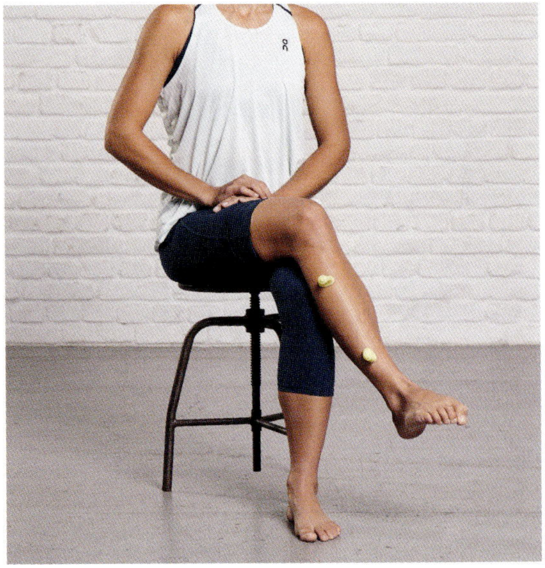

1 Setzen Sie sich auf einen Hocker und legen Sie das rechte über das linke Bein. Platzieren Sie zwei kleine Cups auf den Triggerpunkten des *Extensor hallucis longus* und des *Musculus tibialis anterior*. Ziehen Sie Ihre Fußspitze nach oben.

2 Krallen Sie zehnmal kräftig Ihre Zehen ein und lösen Sie sie wieder.

Aufgepasst

Verlieren Sie nicht die Spannung im hochgezogenen Fuß.

Warum

Halluxschmerzen entstehen auch durch myofasziale Störungen des Großzehenstreckers. Mit dieser Übung lösen Sie die Störung. Sie eignet sich gut gegen Hallux valgus und Sprunggelenkarthrose (oberes und unteres Sprunggelenk).

DEN FUSS FORMEN

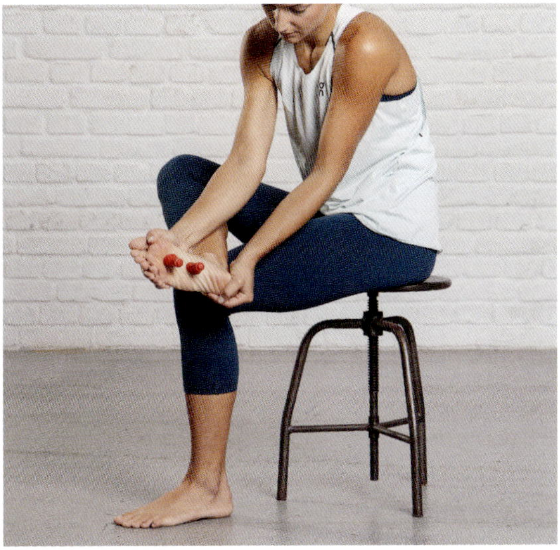

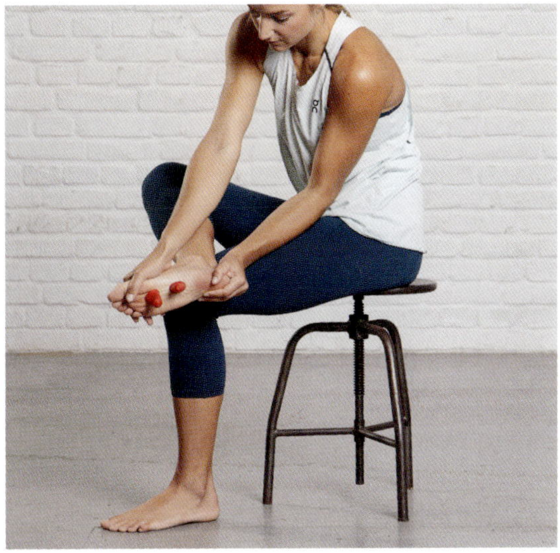

1 Setzen Sie sich auf einen Hocker und legen Sie das rechte über das linke Bein. Platzieren Sie zwei kleine Cups auf der Fußsohle. Greifen Sie mit Ihrer linken Hand um Ihre Ferse und mit der rechten Hand von oben auf Ihren Fußrücken. Verwringen Sie Ihren Vorfuß gegensinnig gegen die Ferse.

2 Verwringen Sie die Füße zehnmal und bringen Sie sie wieder in die Gegenposition.

Aufgepasst

Das linke Bein steht stabil am Boden.

Warum

Es ist damit eine sehr gute Lösung des unteren Sprunggelenks und des Mittelfußes mit myofaszialen Verklebungen möglich. Die Übung wirkt auch bei Achillodynie, Fersensporn, Sprunggelenkarthrose (oberes und unteres Sprunggelenk), Wadenkrampf, Hallux valgus, Hallux rigidus und Hammerzeh.

JOGGERFERSE, ADE

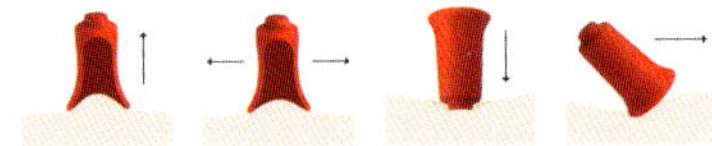

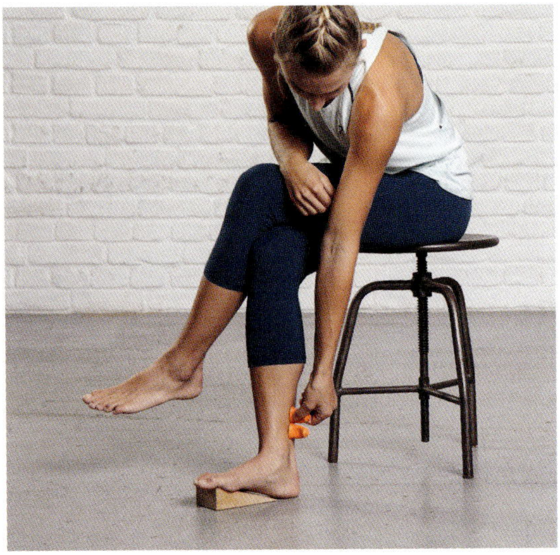

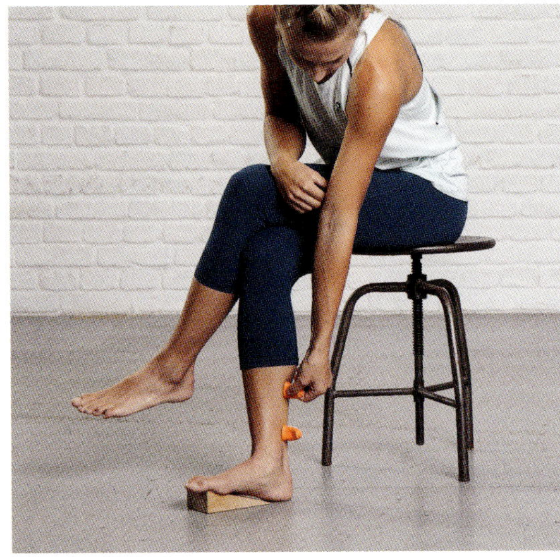

1 Setzen Sie sich auf einen Hocker. Platzieren Sie zwei kleine Cups auf die Triggerpunkte des rechten Schollenmuskels (*Musculus soleus*). Stellen Sie Ihre rechte Fußspitze auf einen Wadendehnkeil zur Vordehnung des Muskels und schlagen Sie das linke Bein über das rechte.

2 Gleiten Sie mit dem oberen Cup auf der Innenseite Ihres Unterschenkels auf und ab.

Aufgepasst

Der Fuß steht entspannt auf dem Keil.

Warum

Mit dieser Übung lösen Sie myofasziale Verspannungen aus Ihrer Innenwade. Die Ferse kommt so in eine gute Position. Sie eignet sich auch gut gegen Achillodynie, Fersensporn, Sprunggelenkarthrose (oberes und unteres Sprunggelenk) und Wadenkrampf.

ABHILFE BEI WADENKRAMPF

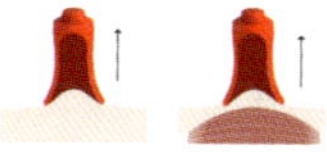

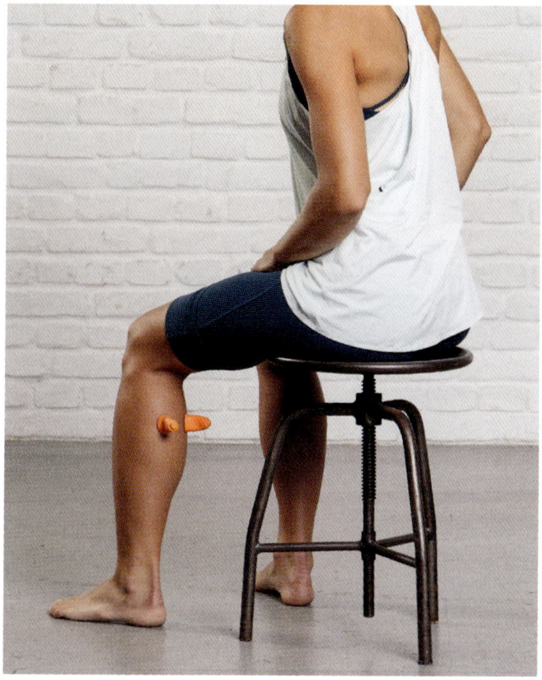

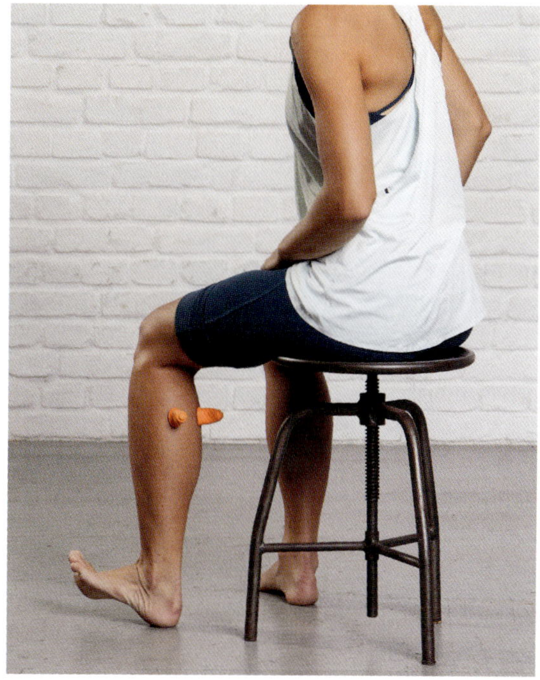

1 Setzen Sie sich auf einen Hocker. Platzieren Sie zwei kleine Cups auf die Trennlinie zwischen Ihren Wadenmuskeln. Ihr Fuß steht flach auf dem Boden.

2 Ziehen Sie zehnmal Ihre Fußspitze hoch und lassen Sie sie dann wieder zurück auf den Boden sinken.

Aufgepasst

Lassen Sie Ihre Ferse auf dem Boden.

Warum

Mit dieser Übung lösen Sie gezielt myofasziale Verkrampfungen der Wadenmuskeln. Sie wirkt auch gut gegen Fersensporn und Achillodynie.

FUSSROLLER

1 Setzen Sie sich auf einen Hocker. Stellen Sie Ihren rechten Fuß nahe der Ferse auf die Cup-Rolle. Üben Sie einen leichten Druck mit Ihrem Fuß auf die Rolle aus.

2 Rollen Sie zehn Minuten lang gut Ihre Fußsohle in verschiedenen Bereichen aus. Der Fuß bleibt dabei gerundet.

Aufgepasst

Ziehen Sie nicht die Zehenspitzen beim Rollen hoch.

Warum

An Ihrer Fußsohle setzt die größte Faszienbahn des Körpers an. Diese verläuft über die Hinterbeine und den Rücken bis zur Stirn. Mit dieser Übung entkrampfen Sie die entsprechenden oben genannten Körperpartien. Sie eignet sich gut gegen Fußbeschwerden, Rückenschmerzen und Kopfschmerzen.

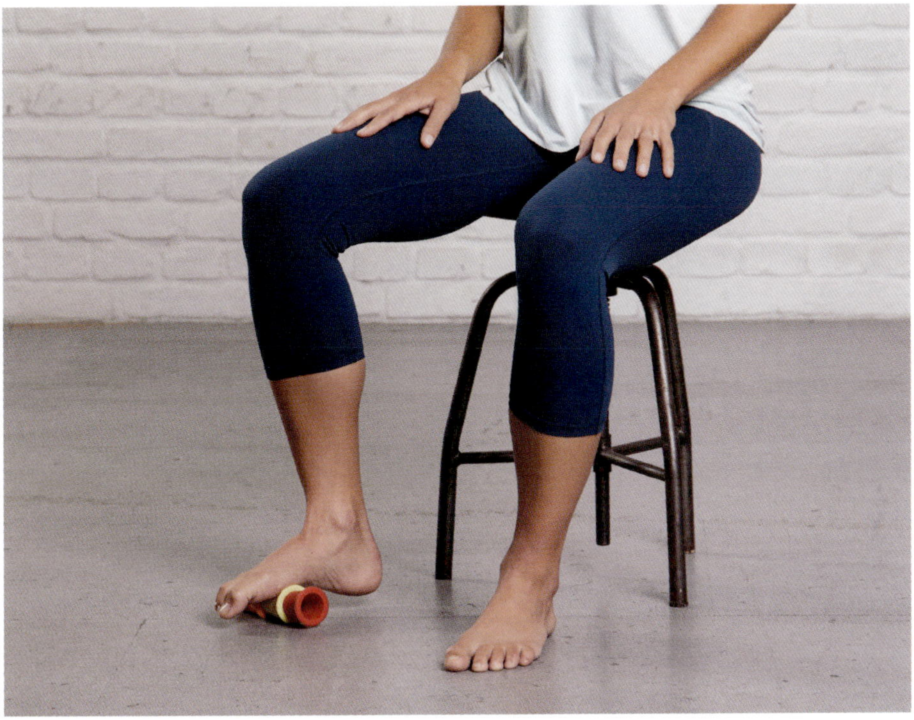

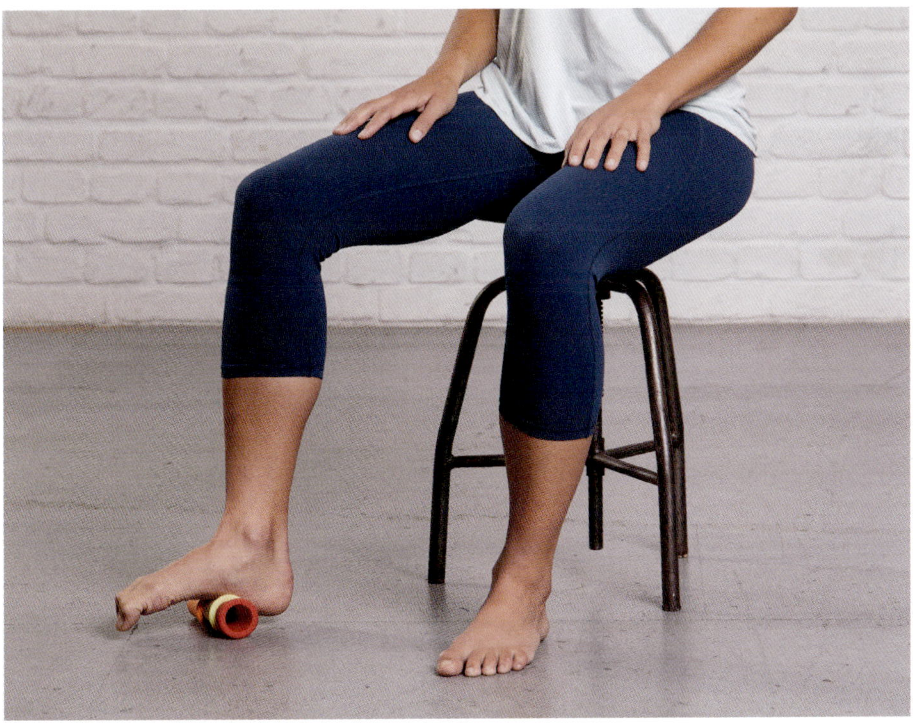

LASSEN SIE SICH HELFEN: BEHANDLUNG DURCH EINEN PARTNER

Bei einigen Beschwerden – oder einfach, weil es Spaß macht – ist die Behandlung zu zweit ideal. Eine gekonnt durchgeführte Cupping-Partnerbehandlung ist zielführend und kostenlos – und manchmal sogar besser als eine mangelhafte und teure Behandlung beim Masseur oder Therapeuten. Also: Zu zweit ist doppelt so gut.

KOPFSCHMERZEN LÖSEN

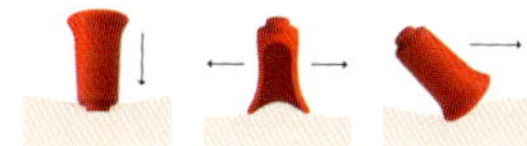

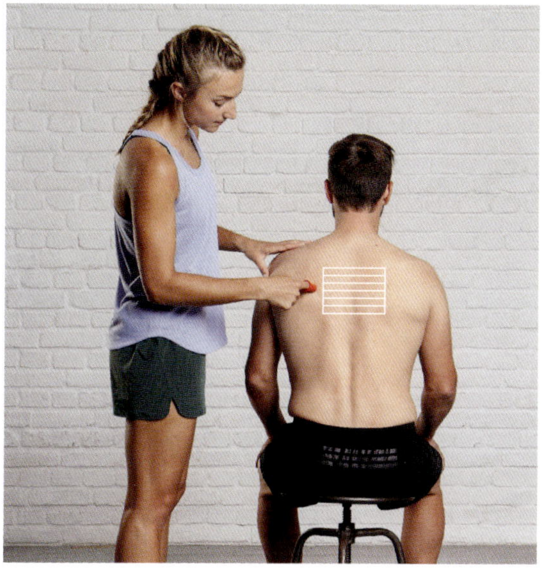

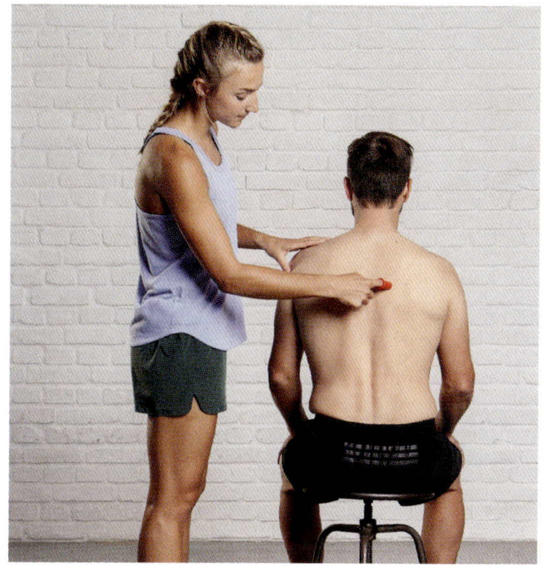

1 Setzen Sie sich aufrecht auf einen Hocker. Der Partner setzt den kleinen Cup mit der Fingerhuttechnik an den linken Rand des Schulterblatts und zieht ihn langsam und sanft von links nach rechts zum anderen Schulterblattrand.

2 Dann folgt ein Zug vom rechten zum linken Schulterblattrand. Beginnen Sie mit rund 15 Strichen hin und her.

Aufgepasst

Nicht zu fest drücken und nicht auf den Dornfortsätzen der Wirbelsäule arbeiten.

Warum

Diese Übung ist zur Lösung der »Kopfzone« zwischen den Schulterblättern gut geeignet. Diese spezielle Körperpartie wurde bereits vor fast 100 Jahren im Rahmen der Bindegewebsmassage bekannt.

DEN RÜCKEN BEFREIEN

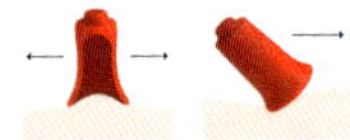

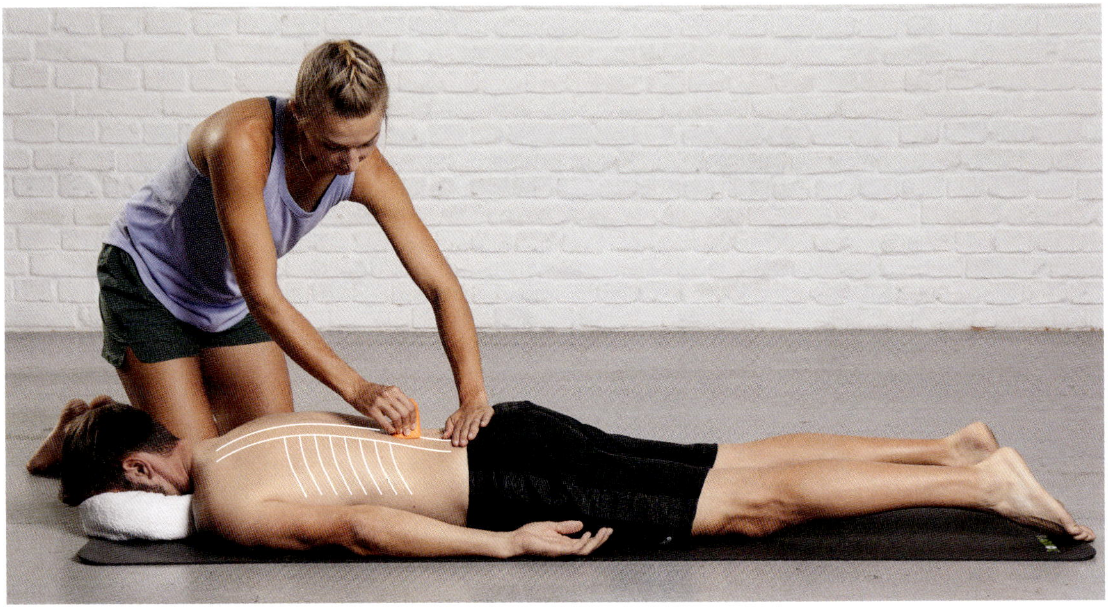

1 Legen Sie sich entspannt auf den Bauch und unterlagern Sie Ihren Kopf mit einem Gesichtspolster. Die Arme liegen neben dem Körper. Der Partner beginnt mit dem großen Cup mit der Gleittechnik die Behandlung neben der Wirbelsäule am Hinterkopf.

2 Der Partner führt ein Cupping der vorgezeichneten Linien neben der Wirbelsäule und der Zwischenrippenräume durch. Dabei behandelt er die Bahnen sanft zunächst fünfmal vom Kopf zum Steiß und zwischen den Rippen.

Aufgepasst

Der Kopf bleibt symmetrisch in der Mittelstellung liegen.

Warum

Eine wohltuende Lösung der Faszienbahnen im Rückenbereich wird erreicht. Die Übung eignet sich auch gut gegen Rückenschmerzen.

DEN NACKEN LÖSEN

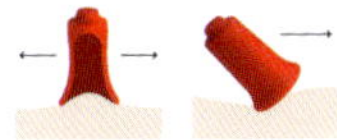

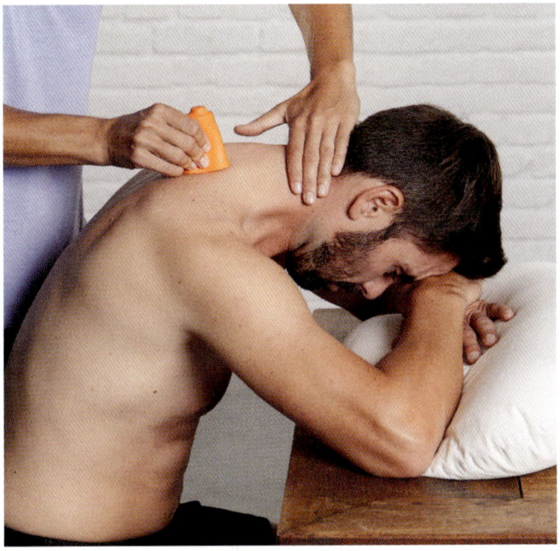

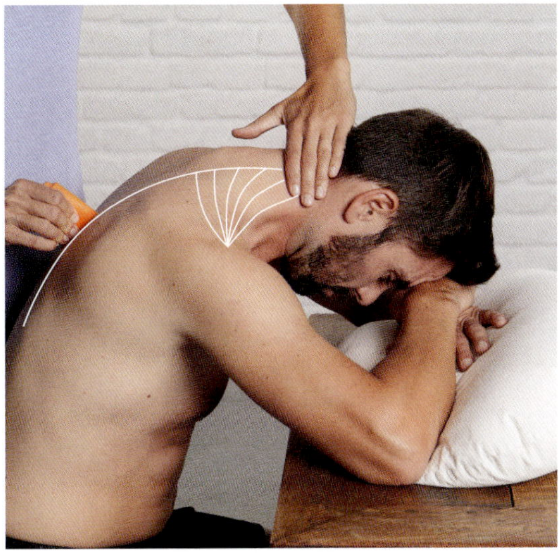

1 Setzen Sie sich auf einen Hocker an einen Tisch und legen Sie Ihre Arme verschränkt darauf. Der Kopf ruht entspannt auf den Armen, die auf einem Kissen liegen. Der Partner beginnt die Behandlung mithilfe des großen Cups mit der Gleittechnik vom Haaransatz herunter in Richtung der Schulter.

2 Der Partner gleitet mit dem Cup vom Schulterbereich kommend die Nackenlinien entlang in Richtung Hinterkopf sowie rechts neben der Wirbelsäule auf und ab.

Aufgepasst

Der Cup wird sanft in die Gleitbewegung gebracht und nicht auf die Nackenlinien gedrückt.

Warum

Diese Übung ist zum Lösen von Kopf- und Nackenschmerzen gut geeignet.

ENTSPANNUNG FÜR BEINE, BECKEN UND PO

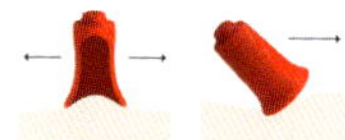

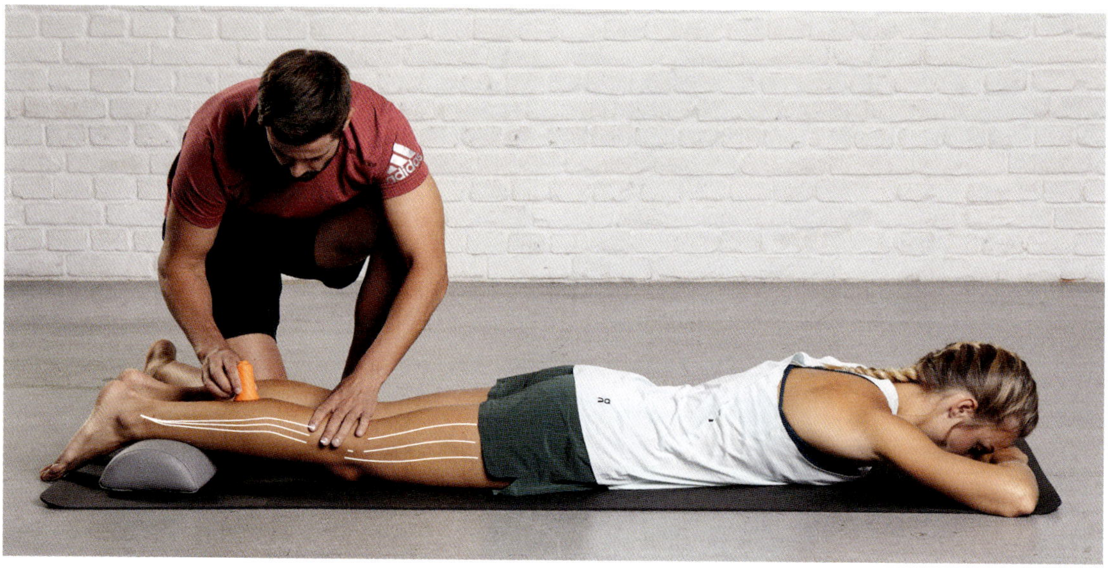

1 Legen Sie sich auf den Bauch, der Kopf ruht auf den Händen, die Füße auf der Rolle.

2 Der Partner zieht mit dem großen Cup mit der Gleittechnik sanft entlang der Linien an den Beinen. Die Zugrichtung erfolgt abwärts zu den Füßen bis zur Achillessehne.

Aufgepasst

Bei Ischiasbeschwerden besonders sanft in der Gesäßregion beginnen.

Warum

Diese Übung wird zur Lösung der Faszienbahn an der Beinrückseite eingesetzt. Sie eignet sich auch als lokale Hilfe bei faszialen Verklebungen im Becken, am Bein und im Gesäßbereich, zudem zur Unterstützung der Behandlung von Rücken- und Kopfschmerzen.

RÜCKENENTLASTUNG AN DER WAND

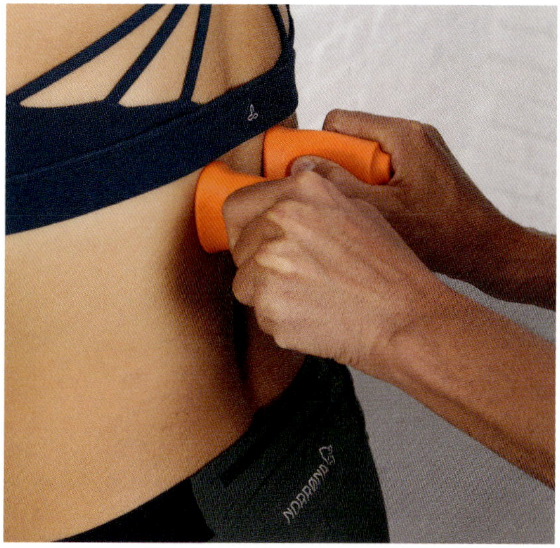

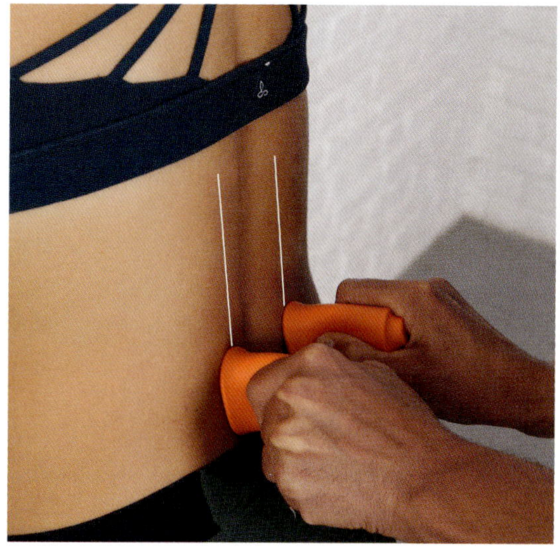

1 Stellen Sie sich mit dem Gesicht vor eine Wand. Legen Sie Ihre verschränkten Arme auf Stirnhöhe gegen die Wand. Ihr Kopf wird auf die Unterarme gelegt. Bringen Sie Ihre Beine in Schrittstellung und verlagern Sie Ihr Gewicht auf das vordere Bein. Der Partner setzt zwei große Cups neben die Lendenwirbelsäule.

2 Der Partner zieht die Cups zehnmal mit der Gleittechnik jeweils neben der Wirbelsäule hoch und runter.

Aufgepasst

Belasten Sie nicht das hintere Bein.

Warum

In dieser Ausgangsposition entlasten Sie im Stand Ihre Lendenwirbelsäule am besten. Durch das Cupping werden zusätzlich die angestrengten Faszien gelöst.

DIE FÜSSE ENTSPANNEN

1 Sie liegen in der Rückenlage, Ihre Knie sind unterlagert, der Partner sitzt den Füßen zugewendet. Der kleine Cup ist auf Ihrer Fußsohle platziert.

2 Der Partner zieht den Cup mit der Gleittechnik über alle Bereiche Ihres Fußes.

Aufgepasst

Die Behandlungsintensität ist gut dem Empfinden des Partners anzupassen.

Warum

Die stärkste und dickste Faszie unseres Körpers mit circa drei Millimetern Stärke liegt an den Fußsohlen. Hier sammeln sich erstaunlich viele Verklebungen, die mit dieser Übung gelöst werden können.

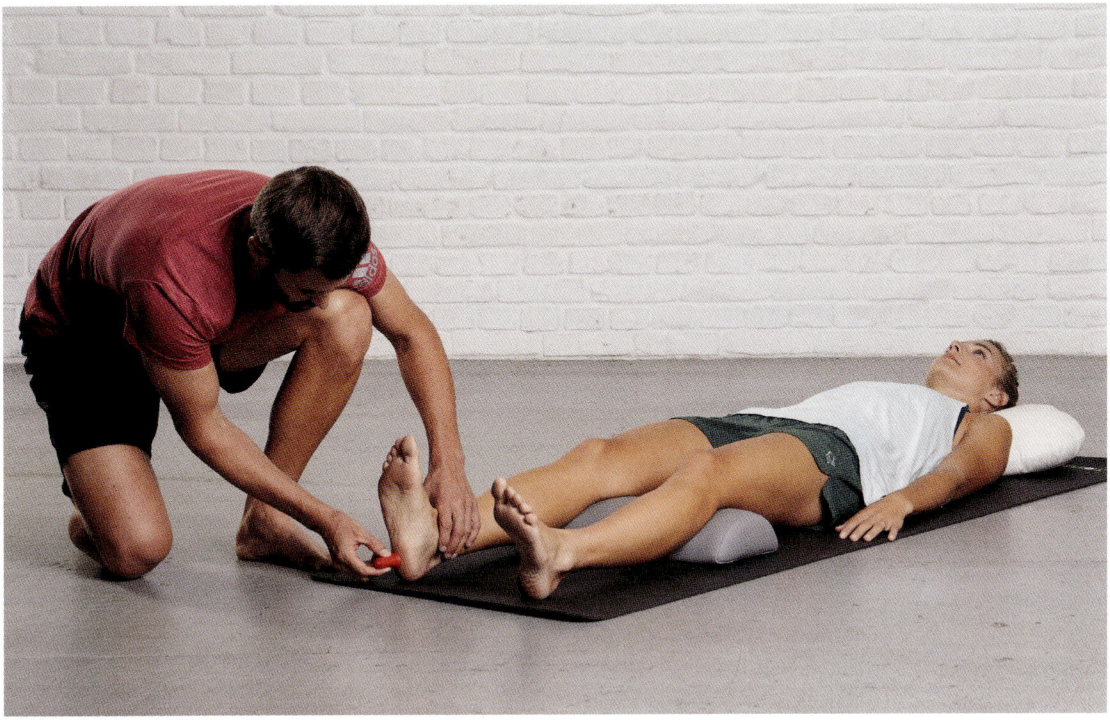

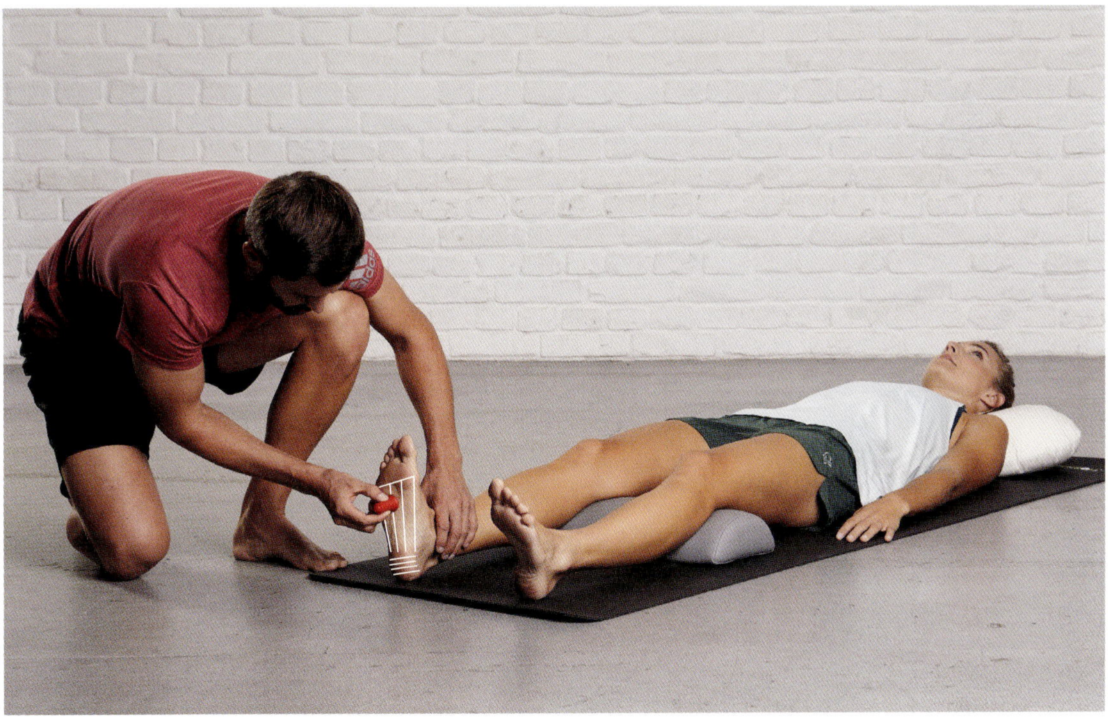

ENTLASTUNGSLAGERUNG FÜR DEN RÜCKEN

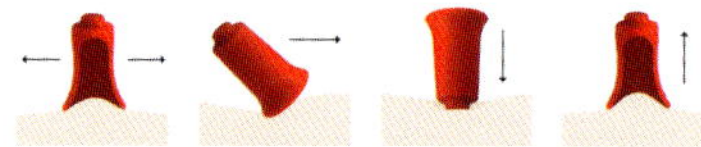

1 Legen Sie sich entspannt auf Ihren Rücken. Ihr Kopf ist mit einem Kissen unterlagert, Ihre Beine sind auf den Boden aufgestellt, Ihr Becken ruht auf einem Keilkissen. Der Partner sitzt seitlich neben Ihnen und ein großer Cup ist auf Ihrer seitlichen Oberschenkelfaszie nahe Ihrer Hüfte platziert. Der Partner lässt den Cup zehnmal zum Knie gleiten.

2 Danach bewegt der Partner den Cup gleitend zur Hüfte hin.

Aufgepasst

Die seitliche Oberschenkelfaszie ist überaus empfindlich, beginnen Sie daher bitte sanft.

Warum

Verfilzte und überanstrengte Oberschenkelfaszien und ein verkürzter Hüftbeugemuskel verursachen häufig Rückenschmerzen. Mit dieser Behandlung wirken Sie positiv auf Ihre Beschwerden ein.

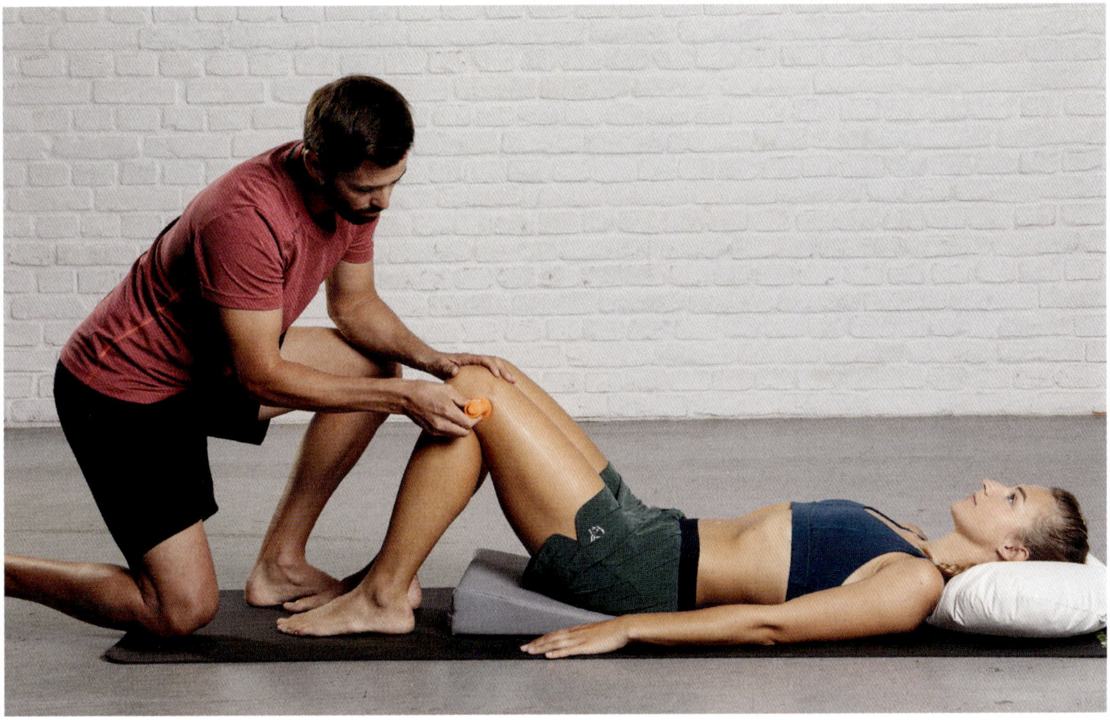

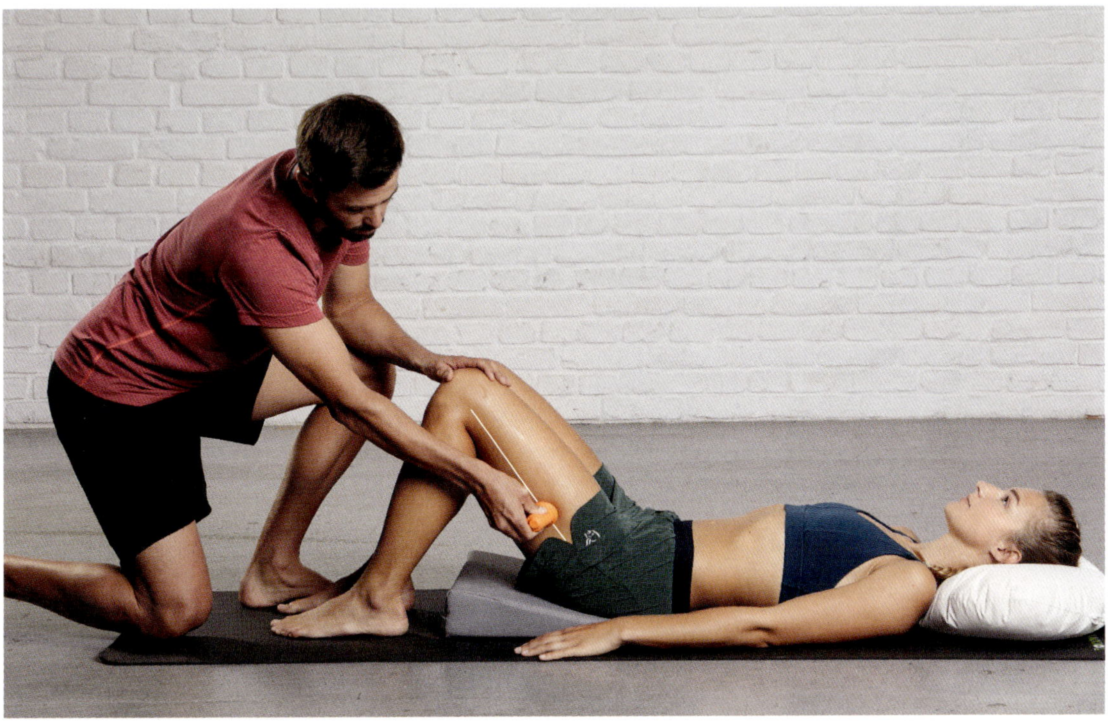

DEN KOPF FREI MACHEN

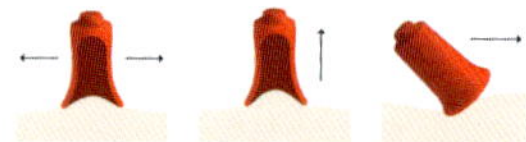

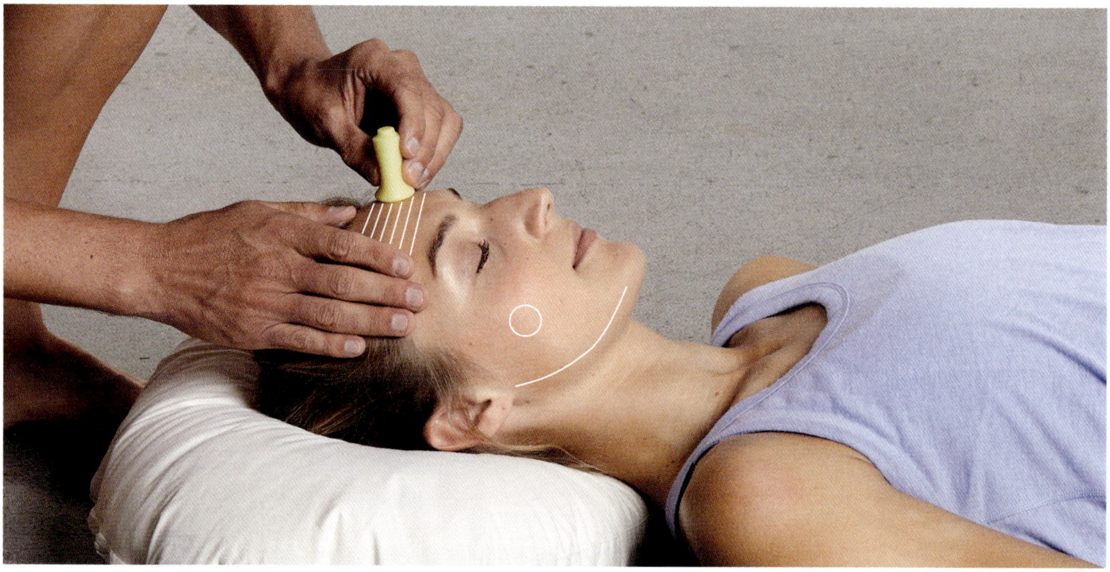

1 Legen Sie sich entspannt auf Ihren Rücken und entlasten Sie Ihren Kopf mit einem weichen Kissen. Der Partner befindet sich hinter Ihnen. Er führt den kleinen, weichen Cup zehnmal über die in der Grafik sichtbaren Linien.

2 Auf empfindlichen, also verfilzten Stellen lässt Ihr Partner den Cup für zwei bis drei Sekunden ruhen, bevor er fortfährt. Diese Stellen erkennen Sie daran, dass das Gleiten erschwert wird.

Aufgepasst

Im Gesicht sollte immer mit dem weichen Cup gearbeitet werden und die Cups sollten nicht mehr als 10 bis 15 Sekunden platziert bleiben.

Warum

In Ihrem Gesicht entstehen – für Sie selbst kaum spürbar – fasziale Verkrampfungen. Nach dem Cupping tritt eine spürbare Befreiung ein.

DIE HÄNDE LÖSEN

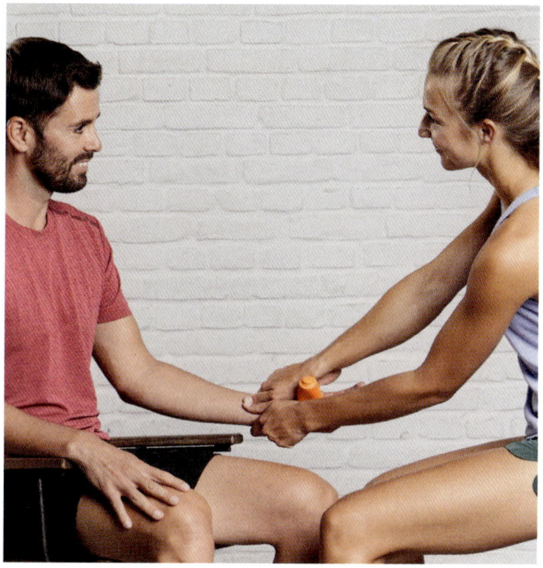

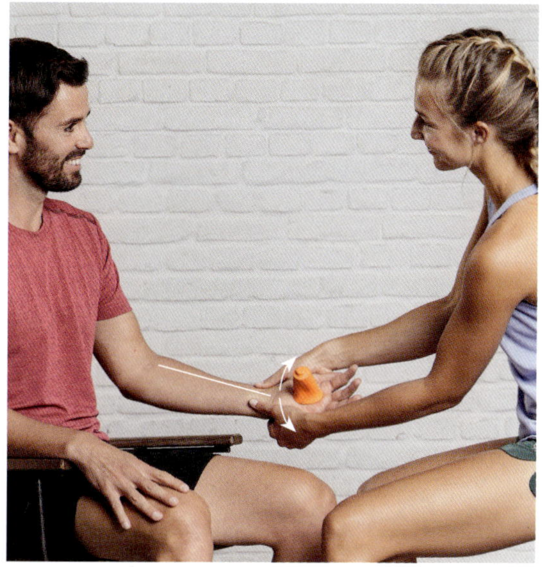

1 Setzen Sie sich entspannt auf einen Stuhl mit Armlehnen. Legen Sie Ihren Unterarm auf die Armlehne. Ihre Handfläche zeigt nach oben. Der große Cup ist auf Ihrer Handfläche platziert. Der Partner sitzt vor Ihnen auf einem Hocker und umgreift mit den Daumenballen seiner beiden Hände Ihren Daumen- und Kleinfingerballen.

2 Der Partner biegt Ihre Daumenballen sanft nach außen, wie beim »Semmelaufbrechen«.

Aufgepasst
Zunächst ganz sanft biegen.

Warum
Viele Störungen in Ihren Unterarmen und Händen kommen ursächlich aus einem verengten Karpaltunnel und einer verklebten Handfaszie. Mit dieser Übung ist rasche Entlastung möglich.

DIE SCHULTERN LÖSEN

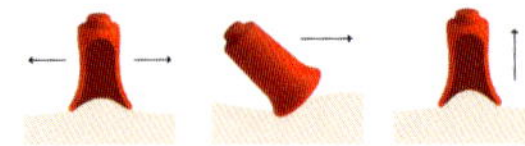

1 Setzen Sie sich an einen Tisch und legen Sie Ihre Unterarme entspannt darauf ab. Ihr Partner steht seitlich dazu. Der große Cup sitzt auf einem Punkt Ihres Deltamuskels.

2 Der Partner folgt mit dem Cup zehnmal den in der Grafik vorgezeichneten Linien.

Aufgepasst

Das Cupping sollte langsam und sanft ausgeführt werden.

Warum

Ihre Oberarmfaszien und die umgebenden Strukturen sind häufig der Grund für Schulterbeschwerden. Nach dem Cupping werden Sie deutlich eine Befreiung spüren.

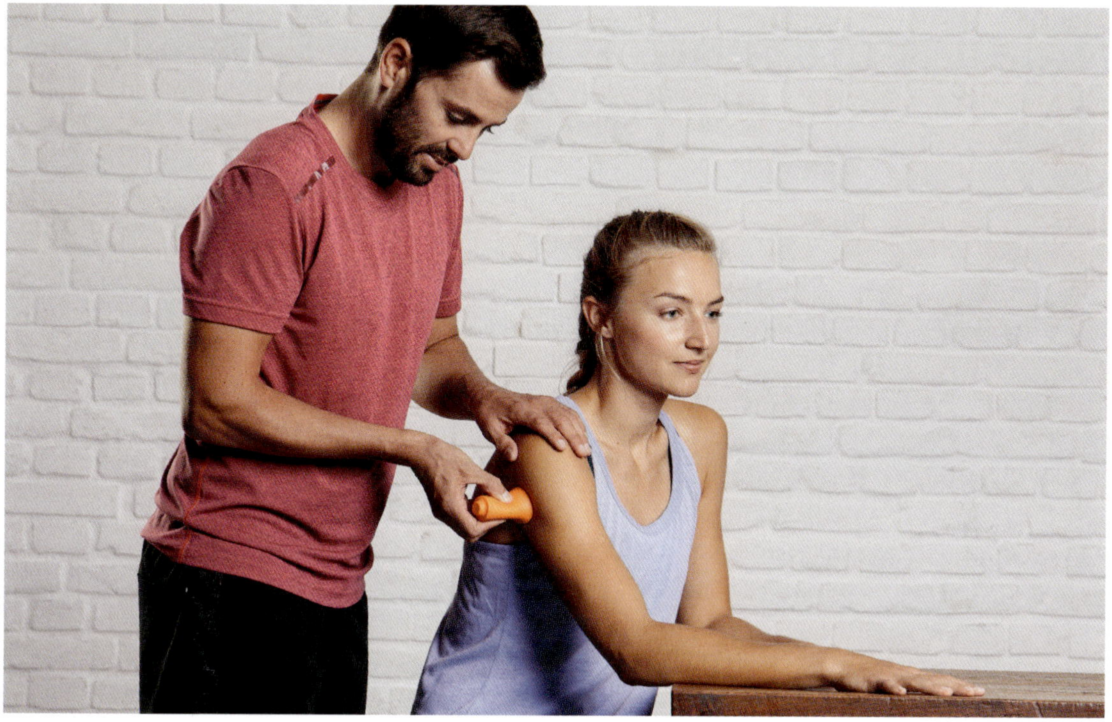

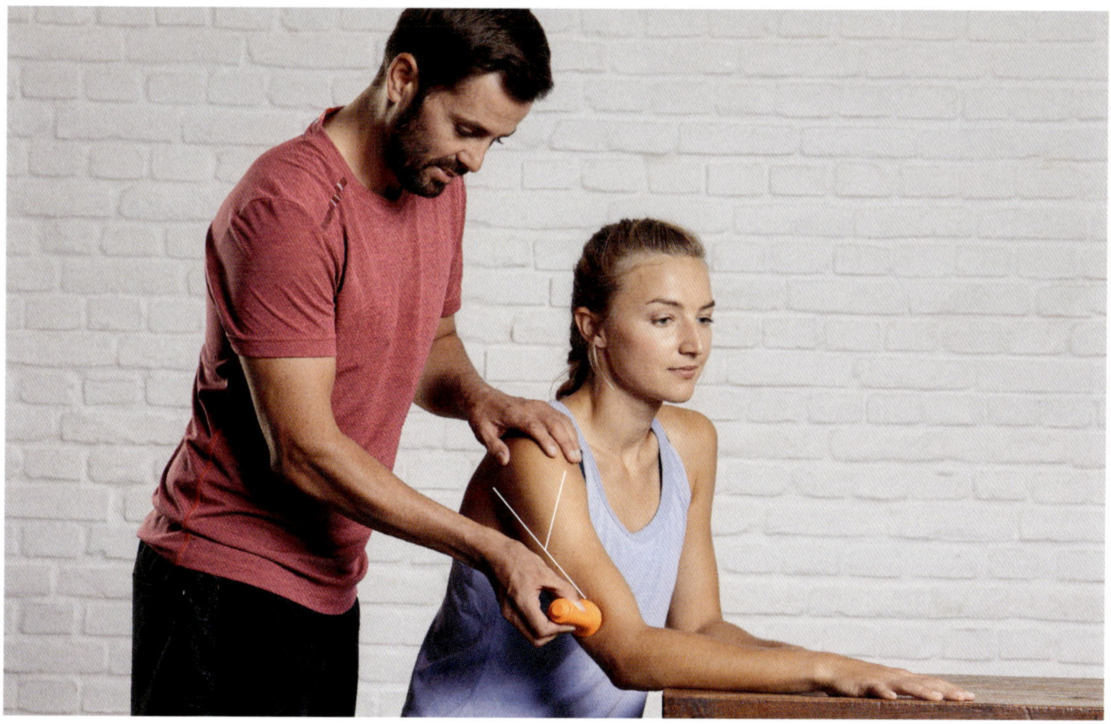

NARBEN-CUPPING – NACHHALTIG UND GLÄTTEND

Auch Narben lassen sich mit Cupping glätten und wieder geschmeidig machen. Meine Erfahrungen damit sind überaus gut. Probieren Sie es auch einmal aus. An nicht gut zugänglichen Stellen sollte ein Partner das Cupping durchführen.

1. Reiben Sie die Narbe mit einer dafür geeigneten Salbe gut ein.
2. Setzen Sie einen der Narbe entsprechenden Cup auf ein Narbenende.
3. Ziehen Sie den Cup sanft bis ans andere Narbenende und streichen Sie dann zehnmal hin und her.
4. Betrachten Sie die Wirkung Ihres Cuppings. Eine vorübergehende leichte Rötung ist gewünscht.

Aufgepasst

Es sollte keine zu starke Rötung entstehen.

Warum

Eine Narbe hinterlässt in den oberflächlichen und tiefen Faszien deutliche Spuren. Mit diesem Cupping lösen Sie allmählich die Veränderungen. Das fasziale Gewebe wird wieder elastisch.

Expertentipp

Bei ganz frisch abgeheilten Narben können Sie zunächst neben dem Narbengewebe beginnen und sich langsam zur Narbe vorarbeiten. Auch bei alten Narben können durch regelmäßiges Cupping noch Verbesserungen erzielt werden!

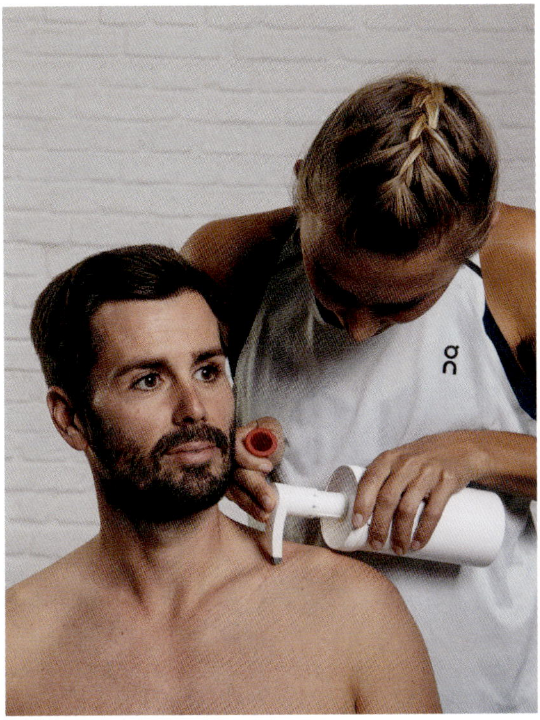
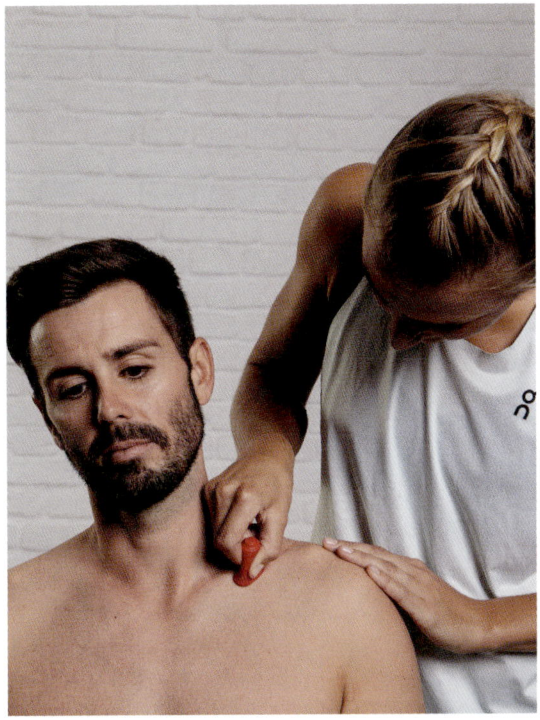
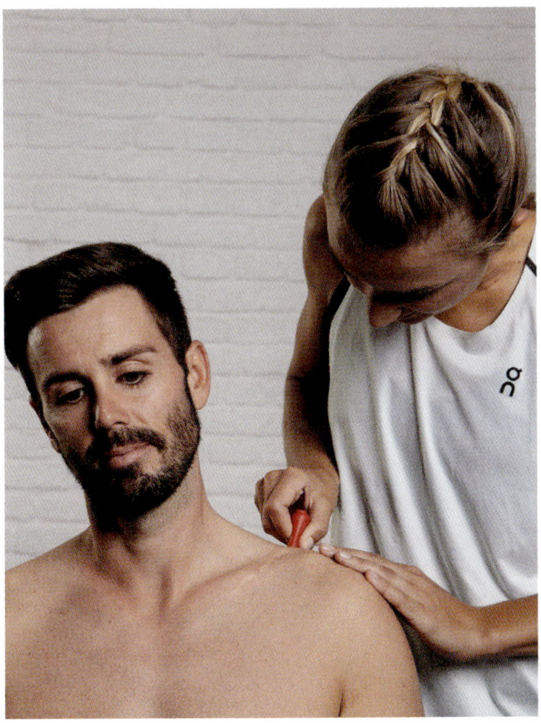
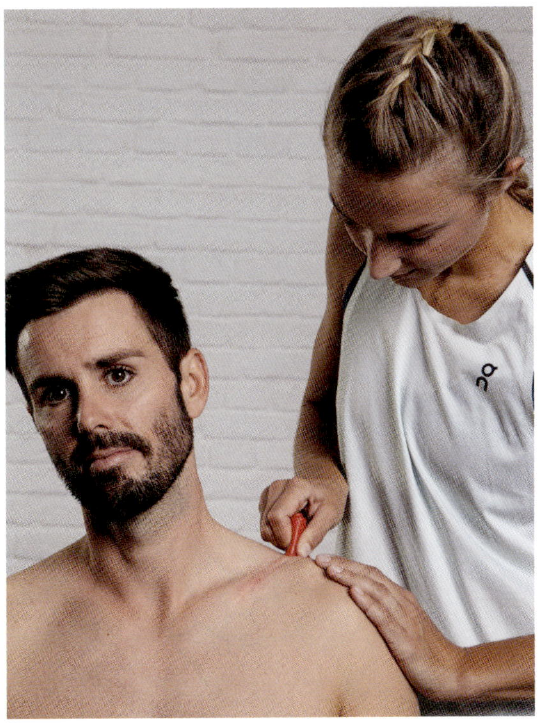

ÜBUNGSVERZEICHNIS

Selbstest

Kiefertest 33
Schultertest 34
Knievorschub 35
Vorbeugetest 36
Zwei-Waagen-Test 37

Kiefer, Kopf, Nacken und Halswirbelsäule

Hinterkopfschmerz lösen 55
Ganzkopfschmerz lösen 56
Augenkopfschmerz lösen 57
Druckkopfschmerz lösen 58
Den Mund lockern 60
Wangen befreien 62
Die Stirn lockern 63
Die große Entspannung 64
Den Mund geschmeidig machen 66
Den Kiefer lösen 68
Die Kaumuskeln lösen 69
Kieferverspannungen lösen 70
Zungenlöser 71
Die Drehbewegung lösen 72
Huldvoll nicken 74
Die komplexe Lösung 76
Die vorderen Halsmuskeln lösen 77
Kopfumwender 78
Den Nacken entkrampfen 80
Den Nacken lösen 81
Drehmobilisation der Halswirbelsäule 82
Kinn in 84

Schulter, Arme, Ellenbogen und Hände

Armzug mit Drehung 87
Dehnung der Kapsel 88
Drehmobilisation der Schulter 89
Den Schultergürtel befreien 90
Den Deltamuskel befreien 91
Entlastung der Rotatorenmanschette 92
Delta-V lösen 93
Oberarmgleiten 94
Den Bizeps lösen 95
Den Trizeps lösen 96
Mausarm lösen 97
Ellenbogenmobilisation 98
Unterarmdehnung 99
Tennisellenbogen befreien 100
Golferellenbogen befreien 101
Unterarmroller 102
Handlöser 103
Daumenlöser 104
Schwurhand lösen 105
Fingerarthorse verbessern 106
Handhochziehen verbessern 108
WhatsApp-Daumen lösen 109

Brustwirbelsäule und Brustkorb

Brustwirbel kräftig auseinanderziehen 111
Richtig aufrichten 112
Brustbeinlöser 114
Die Goldmedaille zeigen 115
Drehmobilisation für die Wirbelsäule 116
Atemmobilisation 118

Lendenwirbelsäule und Becken

Seitliche Mobilisation 121
Sitzmobilisation 122
Beckenmobilisation 123
Hipdrop 124
Entlastung an der Wand 125
Rückendrücker 126
Päckchen – strecken und ziehen 127
Krafttraining I 128
Krafttraining II 129

Hüfte, Knie und Füße

Kapseldehnung 131
Rotationsmobilisation 132
Ab- und Adduktion 133
Den Hüftbeuger lösen 134
Die Hosennaht lösen 136
Kniezug 137
Kniescheibenschub 138
Das Knie lösen 140
Wadendehnung 141
Das Wadenbein mobilisieren 142
Die Fußsohle befreien 144
Hallux lösen 145
Halluxschmerz, Ade 146
Den Fuß formen 147
Joggerferse, Ade 148
Abhilfe bei Wadenkrampf 149
Fußroller 150

Behandlung durch einen Partner

Kopfschmerzen lösen 153
Den Rücken befreien 154
Den Nacken lösen 155
Entspannung für Beine, Becken und Po 156
Rückenentlastung an der Wand 157
Die Füße entspannen 158
Entlastungslagerung für den Rücken 160
Den Kopf frei machen 162
Die Hände lösen 163
Die Schultern lösen 164
Narben-Cupping – nachhaltig und glättend 166

VERZEICHNIS DER SYMPTOME UND DIAGNOSEN

A

Achillodynie 141, 142, 144, 147, 148, 149
Adduktorendysfunktion 132, 133, 134, 136
Armschmerzen 93, 94, 95, 96, 97
Atemstörungen 78, 111, 112, 114, 115, 116, 118
Augenkopfschmerz 57
Augenbeschwerden 57, 63

B

Beckenbeschwerden 123, 156
Beckenringstörungen 123, 124, 128, 129, 134, 136
Bewegungseinschränkungen 76, 82, 84
Biceps-femoris-Syndrom 140, 141, 142
Brust, Schmerzen in der 111, 114, 115, 116, 118
Brustkorb, Beschwerden am 112, 115, 116
Bruststeifigkeit 111, 112, 115, 116, 118
Brustwirbelsäule, Verspannungen in der 111, 112, 114, 116
Bursitis calcarea 87, 88, 89, 90, 91, 92
BWS-Syndrom 111, 112, 114, 115, 116, 118

C

Chondropathia patellae 137, 138, 140, 141, 142
Clusterkopfschmerz 64
Coccygodynie 123, 124
COPD 114, 118
Coxarthrose 124, 131, 132, 133, 134, 136
Craniomandibuläre Dysfunktion (CMD) 55, 60, 66, 68, 69
CTÜ, Blockierungen des (Cervicothorakaler Übergang) 84

D

Druckkopfschmerz lösen 58

E

Ellenbogenbeschwerden 94, 95, 96, 97
Epicondylitis 98, 99, 100, 101, 102

F

Fersensporn 141, 142, 144, 147, 148, 149
Fibula-Blockade 137, 138, 140
Fußbeschwerden 142, 144, 147, 150, 158

G

Gangunsicherheit 141, 142
Ganzkopfschmerz 56
Gerstenkorn 57
Gesichtsschmerzen 58, 62, 162
Gleichgewichtsstörungen 78
Glutealschwäche 128, 129
Golferellenbogen 91, 92, 98, 99, 101, 102
Golferhüfte 124, 131, 132, 133, 134, 136
Golferschulter 39, 87, 88, 89, 90, 91, 92
Gonarthrose 137, 138, 140, 141, 142

H

Hallux rigidus 144, 145, 147
Hallux valgus 144, 145, 146, 147
Halsmuskulatur, Verspannungen an der 71
Halsschmerzen 70, 71
Halswirbelsäule, Blockaden in der 76, 82, 84
Hammerzeh 144, 147
Hamstrings-Syndrom 123, 124
Handynacken 80, 84
Handstörungen 98, 99, 100, 101, 102, 163
Heberden-Arthrose 103, 104, 105, 106, 108
Hinterkopfschmerz 55
Hörstörungen 58, 106
Hüftbeschwerden 131, 132, 133, 134, 135, 136
Hüften, Verspannungen in den 131

I

Iliopsoas-Syndrom 123, 124, 134
ISG-Affektion 123, 124
ISG-Blockade 122, 124

J

Joggerferse 148

K

Kalkschulter 39
Karpaltunnelsyndrom 103, 104, 105, 108, 109, 163
Kaustörungen 68, 69, 70
Kieferfehlstellung 77
Kieferöffnungsstörungen 66, 69
Kieferschmerzen 60
Kieferstörungen 68
Kniebeschwerden 137, 138, 140, 142
Kopfdruck 64
Kopfschmerzen 56, 58, 60, 64, 72, 74, 76, 80, 81, 150, 155, 156

L

Lagerungsschwindel 78
Lendenwirbelbereich, Verspannungen im 128, 129
Lendenwirbelsäule, Blockaden der 121, 122, 124, 125, 126, 127, 157
LWS-Syndrom 121, 122, 124, 125, 126, 127, 128, 129

M

Mausarm 97, 98, 99, 100, 101, 102
Meniskusläsionen 137, 138, 140, 141, 142
Mimik, Verspannungen der 77
Morbus Bechterew 111, 112, 114, 115, 116, 118
Morbus Dupuytren 103, 104, 105
Morbus Scheuermann 111, 112, 115, 116, 118
Mundboden, Verspannungen am 71
Mundwinkelfehlstellung 77

N

Nackenschmerzen 56, 76, 80, 82, 84, 155
Narben 166

O

Obere-Rippen-Syndrom 90
Ohrbeschwerden 72, 74
Ohrenschmerzen 58

P

Painful Arc 93
Patellaspitzen-Syndrom 137, 138, 140, 141, 142
Piriformis-Syndrom 123, 124, 132
Popliteus-Syndrom 137, 138, 140, 141, 142

R

Rectus-femoris-Syndrom 138, 141, 142
Rhizarthrose 103, 104, 105, 106, 108, 109
Rippenblockaden 111, 112, 115, 116, 118
Rotationsblockaden 72, 74
Rotatorenmanschette-Affektion 87, 92
Rückenschmerzen 64, 121, 122, 124, 125, 126, 127, 134, 136, 150, 154, 160
Rückensteifigkeit 121, 122, 124, 125, 126, 127
Rückenverspannungen 121, 122

S

Schluckbeschwerden 70, 71
Schneidezähne, Schmerzen an den 71
Schulter-Arm-Syndrom 82, 84
Schulterarthrose 87, 89, 90, 91, 92
Schulterbeschwerden 80, 81, 87, 93, 94, 95, 96, 97, 153, 164
Schulterblattdysfunktionen 89, 90, 92
Schulterblattfehlstellung 81
Schulterschmerzen 87, 88, 89, 90, 91, 92
Schultersteife 34, 87, 88, 89, 90, 91, 92
Schwindel 72, 74
Sehfähigkeit, Einschränkung der 57
Spondylarthrose 121, 122, 124, 125, 126, 127
Sprunggelenkarthrose (oberes und unteres Sprunggelenk) 141, 142, 144, 145, 146, 147, 148
Standunsicherheit 141, 142
Sternoclaviculare Dysfunktion 90
Sternoklavikulargelenksstörungen 56
Stirnkopfschmerzen 63

T

Tennisellenbogen 91, 92, 99, 100
Thoracic-outlet-Syndrom (TOS) 90, 92
Tinnitus 58, 66, 69, 72, 74
Totalendoprothese 141, 142
Tractus-iliotibialis-Syndrom 124, 132, 133, 134, 136
Trigeminusneuralgie 58, 60, 62

U

Uncovertebralarthrose 76

V

Verkrampfungen im gesamten Körper 64

W

Wadenkrampf 144, 147, 148, 149
WhatsApp-Daumen 103, 104, 105, 108
Wirbelsäule, Verspannungen an der 111

Z

Zahnfleisch, Entzündungen des 62

QUELLEN

1 Fascia Research Group der Universität Ulm

2 Dr. Robert Schleip: »Der Schmerzpatient«. Vortrag auf dem TheraPro Fachmesse + Kongress, Essen, 2018

3 Simons, David G., Travell, Janet G., Simons, Lois S.: *Handbuch der Muskel-Triggerpunkte*. München: Urban & Fischer, 2014

4 Typaldos, Stephen: *Faszien-Distorsionsmodell*. Stephen Typaldos D.O., 2002

5 Stecco, Carla: *Atlas des menschlichen Fasziensystems*. München: Urban & Fischer, 2016
Guimberteau, Jean-Claude: *Faszien. Architektur des menschlichen Fasziengewebes*. Marburg: KVM Der Medizinverlag, 2016

6 Grundwald, Martin: *Homo Hapticus*. München: Droemer, 2017

LITERATURVERZEICHNIS

Gautschi, Roland: *Manuelle Triggerpunkt-Therapie*. Stuttgart: Thieme Verlag, 2016

Guimberteau, Jean-Claude; Armstrong, Collin: *Faszien. Architektur des menschlichen Fasziengewebes*. Berlin: KVM Verlag, 2016

Kiesling, Gabriele: *Neuroorthopädische Behandlung fängt dort an, wo allgemeine Krankengymnastik aufhört*. Berlin: diqp, 2014

Kiesling, Gabriele: *Physiotherapie für zu Hause*. München: riva Verlag, 2018

Lewit, Karel: *Manuelle Medizin bei Funktionsstörungen des Bewegungsapparates*. München: Elvesier, 2014

Luchau, Til: *Advanced Myofascial Techniques*. Pencaitland: Handspring Publishing, 2015

Nagel, Markus: *Fasziendystorsionsmodell*. Stuttgart: Thieme Verlag, 2019

Schleip, Robert: *Faszien-Fitness*. München: riva Verlag, 2018

Schleip, Robert: *Lehrbuch Faszien*. München: Urban & Fischer/Elsevier, 2014

Simons, David G.; Travell, Janet G. et al.: *Handbuch der Muskel-Triggerpunkte*. München: Urban Fischer, 2014

Stecco, Carla: *Atlas des menschlichen Fasziengewebes*. München: Elvesier, 2016

Winkel, Dos; Vleeming, Andry und Fisher, Sally: *Nichtoperative Orthopädie und Manualtherapie*, Teil 3. Stuttgart: Gustav Fischer Verlag, 1997

Wühr, Erich: *Quintessenz der chinesischen Akupunktur und Moxibustion*. Kötzting: Verlagsgesellschaft für TCM, 1988

DANK

Mein großer Dank gilt Katharina May vom riva Verlag für ihr unerschütterliches Vertrauen in meine schriftstellerischen und fachlichen Fähigkeiten und ihr Vertrauen, ein zweites Buch für den Verlag zu verfassen. Mit ihrem Sach- und Fachverstand hat sie mich an einigen Klippen vorbeigeführt und ermutigt.

In der Therapeutin Andrea Salcher aus Kärnten hatte ich ein waches Gegenüber in Gesprächen, in der Erprobung des Cuppings und bei der Aufbereitung meiner Ideen zu den Bildern und Infografiken.

Stefanie Löhr aus Berlin hat die grafische Umsetzung meiner Ideen großartig bewerkstelligt. Mein Dank hierfür! Wir haben mit dieser Art von Infografiken in gewisser Weise Neuland betreten.

Als Verlagsagentin stand mir Ulrike Meiser aus Neuss zur Seite.

Für das gelungene Lektorat danke ich Simone Fischer. Sie hat mein Fachchinesisch verbessert und dem Buch zu mehr Lesefreundlichkeit verholfen.

Die ausgezeichneten Fotografien verdanke ich Nils Schwarz und seinem tollen Team. Seine Perspektive und die Treffsicherheit seiner Fotoaussagen sind besonders wertvoll. Danke auch an Fanny und Tommy für ihre Geduld als Models.

Nicht zuletzt möchte ich mich in ganz besonderem Maße bei der Firma BellaBambi für die Entwicklung der wunderbaren Cups bedanken.

Entschuldigen sollte ich mich ein zweites Mal bei meiner lieben Familie. Vor allem mit meinen Enkeln konnte ich weniger Zeit verbringen, als es mir lieb war. Aber ist es nicht auch etwas besonders Schönes, dieses Buch für ihre Gesundheit fertiggestellt zu haben?

ÜBER DIE AUTORIN

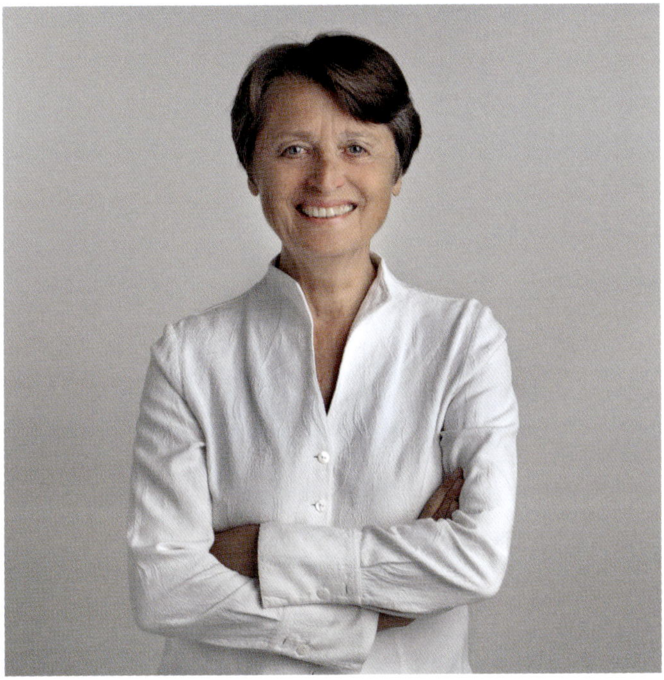

Gabriele Kiesling ist Physiotherapie- und Faszien-Expertin. Seit über 50 Jahren arbeitet sie in ihrer eigenen Praxis mit Leib und Seele am und mit Patienten auf den Grundlagen der Osteopathie, Neuroorthopädie, medizinischen Trainingstherapie und der TCM. Ihr sind viele innovative Konzepte in der Übungsmethodik zu verdanken.

In Kooperation mit der Fascia Research Group der Universität Ulm arbeitet sie an der Umsetzung der Faszienforschung in die praxisbezogene Therapie der Faszien. Sie ist die Begründerin der Faszien-Physiotherapie und Autorin des Buches *Physiotherapie für zu Hause* (riva Verlag, München). Als Geschäftsführerin des Deutschen Instituts für Qualität in der Physiotherapie (diqp), Berlin, ist Gabriele Kiesling Sachverwalterin für Qualitätssicherung in Therapie und Praxis.

Besuchen Sie auch den YouTube-Kanal der Autorin mit dem Namen »Gabriele Kiesling – Die Physiotherapie Expertin«.